「科学のキホン」シリーズ

イラストでわかる
やさしい
解剖学

ケン・アシュウェル［著］

野田泰子［監訳］　久保美代子［訳］

謝　辞

解説用のイラストを描いてくれたサラ・スケート、スタイリッシュなレイアウトにデザインしてくれたジェーン・マッケンナ、専門的な助言をくれたシンシア・フィルマンに感謝する。

HUMAN ANATOMY IN GRAPHICS by Professor Ken Ashwell

© UniPress Books 2021

This translation originally published in English in 2021 is published by arrangement with UniPress Books Limited through Tuttle-Mori Agency, Inc., Tokyo

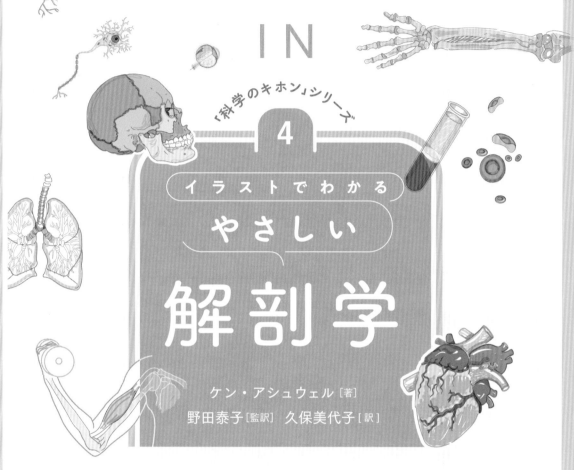

HUMAN ANATOMY IN GRAPHICS

「科学のキホン」シリーズ 4

イラストでわかる

やさしい 解剖学

ケン・アシュウェル［著］

野田泰子［監訳］　久保美代子［訳］

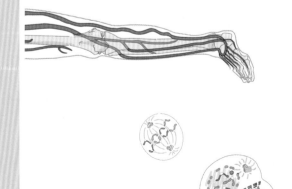
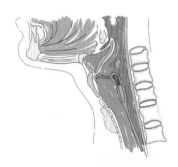

目 次

解剖学の世界へようこそ！ 6

1 器官系の概要 8

器官系の基本 9

骨格系——骨と関節 10

筋系 12

神経系と知覚 14

循環器系と血液 18

呼吸器系 20

消化器系 22

泌尿器系 24

生殖器系 25

免疫系 26

内分泌系 27

まとめ 28

2 細胞と皮膚の構造 30

細胞と細胞がつくる物質 31

細胞の構造と細胞内小器官（オルガネラ） 32

細胞分裂——有糸分裂と減数分裂 34

解剖学的正位と人体の断面 36

皮膚、爪と毛髪 39

まとめ 42

3 骨格と関節 44

骨格の成り立ち 45

関節とその動き 46

骨の構造 48

軸骨格の骨 50

上肢の骨 52

下肢の骨 54

人体の関節 56

まとめ 60

4 筋系 62

腱はいかにして、
筋と骨をつなげているのか？ 63

頭部と顔面の筋 64

頸部と体幹の筋 66

上肢の筋 68

下肢の筋 72

まとめ 74

5 神経系と感覚器 76

ニューロンの構造 77

機能からみた神経系の構造 78

脳の構造と機能 80

機能別の大脳皮質領域 82

脳幹と小脳 84

脊髄の構造と機能 86

頭頸部の神経 90

肩と上肢の神経 92

臀部と下肢の神経 94

眼と視覚 96

耳と聴覚 98

味覚 100

嗅覚 102

まとめ 104

6 循環器系 ⋯⋯ 106

血液の循環	107
循環器系の血管	108
心臓の構造と心筋	110
動脈と静脈	112
毛細血管	119
血液の機能と成分	121
まとめ	124

7 免疫／リンパ系 ⋯⋯ 126

リンパ系の概要	127
リンパ節とリンパ管	128
自然免疫と適応免疫	130
胸腺、扁桃、脾臓	132
まとめ	134

8 呼吸器系 ⋯⋯ 136

呼吸器系の概要	137
鼻腔と副鼻腔	138
喉頭――内部と外部	140
気管、気管支、肺	141
まとめ	144

9 消化器系 ⋯⋯ 146

消化管	147
唾液腺	148
食道と胃	149
小腸と大腸	150
肝臓、胆嚢、膵臓外分泌腺	152
まとめ	154

10 泌尿器系 ⋯⋯ 156

泌尿器	157
腎臓	158
尿管と膀胱、尿道	160
まとめ	162

11 生殖器系 ⋯⋯ 164

早期の性細胞	165
男性の生殖器系	166
女性の生殖器系	169
まとめ	174

12 内分泌系 ⋯⋯ 176

内分泌腺	177
下垂体前葉とそのホルモン	178
下垂体後葉とそのホルモン	180
甲状腺と副甲状腺	181
膵臓内分泌腺	182
副腎皮質と副腎髄質	183
性腺と生殖ホルモン	184
まとめ	186

索引	188

解剖学の世界へようこそ!

本書では、イラストをたっぷりもりこんで、人体のおどろくべき世界を紹介している。ヒトの身体は50兆個を超える小さな細胞からできている。それらが組織をつくり、組織はさらに大きくて複雑な器官をつくっている。複数の器官が集まってさまざまな器官系となり、わたしたちの身体を生かしている。

ご存知かもしれないが、解剖学を意味する英語「anatomy」は、もともとギリシャ語で「切断」を意味する言葉だった。また、解剖を意味する英語「dissection」は、ラテン語の「切り分ける」という意味の言葉に由来している。これらが示すとおり、解剖学の原点は、死体を切り分けて、肉眼で観察し、目にみえる器官や体内の空洞を細かく記録することだった。17世紀に光学顕微鏡が発明されたときも、解剖学者たちは鋭利な刃物で体組織を薄く「切り」、小さな細胞や組織を観察した。

20世紀に電子顕微鏡が発明されると、さらに薄く切った組織が調べられるようになった。そして現在では、レーザー顕微鏡を使って、光で組織を切るようにスキャンして断面像を光学的に再現し、観察している。ようするに解剖学とは、身体をばらばらに切り分けて、それを観察し、深く理解する学問なのだ。

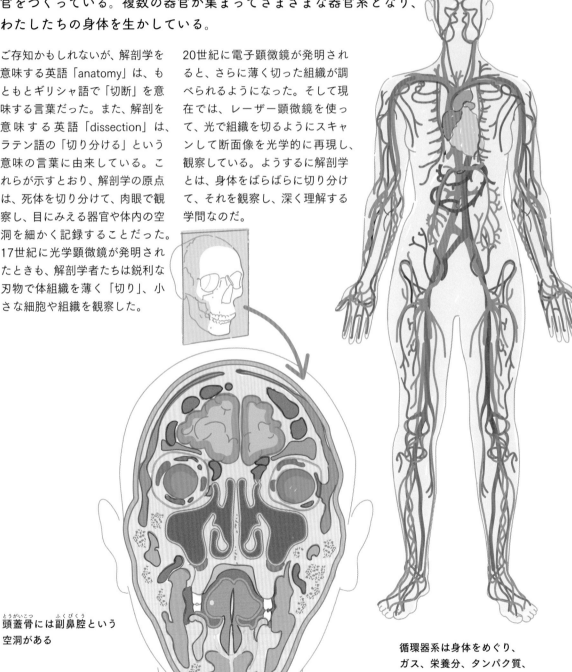

頭蓋骨（とうがいこつ）には副鼻腔（ふくびくう）という空洞がある

循環器系は身体をめぐり、ガス、栄養分、タンパク質、老廃物を運ぶ。

人体の解剖学的構造が、正確に記述されはじめたのは、ルネッサンス初期のことだ。当時、アンドレアス・ヴェサリウスなどの科学的な解剖学のパイオニアたちが、引き取り手のない死体を解剖し、観察結果を精密に記録しはじめた。ヴェサリウスが1543年に世に出した解剖学の本『人体の構造についての七つの書』は、科学の偉大な功績の1つとみなされている。この本が出るまで、人体に関する知識の多くは、ブタやサル、イヌの解剖から得た情報にもとづいていた。この知識はローマ皇帝マルクス・アウレリウスに仕える医師ガレノスが広め、長年疑問を抱かれないまま引きつがれていたけれど、まちがいも多く、それらが内科学や外科学の発展を妨げていた。ヴェサリウスは、人体を切り分けて図で記録することで、古代からの古い考えを打ちやぶったのだ。

舌には約1万個の味蕾（みらい）がある

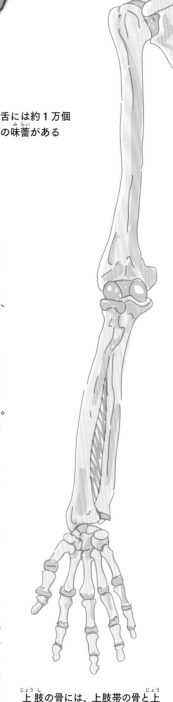

上肢（じょうし）の骨には、上肢帯の骨と上腕骨（じょうわんこつ）、前腕にある尺骨（しゃっこつ）と橈骨（とうこつ）、手首の手根骨（しゅこんこつ）と指の指骨（しこつ）などがある

解剖学はいつの時代も、目にみえるものについての科学だった。だからこの本では、あざやかな色づかいのシンプルなイラストで、人体構造の重要な要素に光を当て、事実や概念も絵や図表でわかりやすく説明している。きっと、目でみて楽しく学んでもらえると思う。ぜひ、それぞれの構造の形だけでなく、ほかの構造との立体的なつながりにも目を向けてほしい。平面上の二次元的なつながりがわかってきたら次は、層ごとのイラストを使って、奥行きを組み立ててみよう。まずは、この本にあるイラストを見ながら、実際に自分で描いてみてはどうだろう。それができたら、イラストを見ないで記憶だけで描けるか、ためしてみてほしい。

ヴェサリウスが示したように、すぐれた科学には、自分でものを観察する作業が欠かせない。だから、イラストが、自分の身体のどの部分に当たるのか実際に観察してみよう。皮膚の表面近くにある多くの骨や、筋（筋肉）、血管、神経を手で触れたり、目で見たりして、その位置を確認してみてほしい。本書は案内係で、先生はあなたの身体だ。さあ、解剖学の世界をめぐろう。

細胞の減数分裂が起こるのは、性細胞がつくられるときだ

訳注：解剖学用語は基本的に音読みする。たとえば、「外側」は「そとがわ」ではなく、「がいそく」と読む。
また以降の訳注は〔　〕で示す。

器官系の概要

　人体は50兆個以上の細胞でできている。細胞が集まって組織になり、組織が集まって器官を形づくる。そして器官は器官系として、複数が組み合わさって機能する。

　ひとまとまりで特定のはたらきをする器官のグループを、器官系と呼ぶ。それぞれの器官系が、たとえば、消化や運動、免疫、生殖などの機能をこなす。

　ヒトの解剖学で扱う器官系には、皮膚（外皮）系、骨格系、筋系、神経系、循環器系、呼吸器系、消化器系、泌尿器系、生殖器系、免疫／リンパ系、内分泌系などがある。

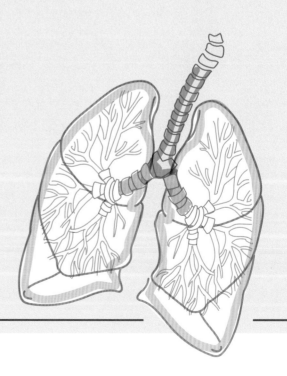

器官系の基本

器官系を構成する要素は、脳や心臓、肝臓などの大きなものから、免疫系細胞などごく小さいものまである。

ホメオスタシス

器官系は、すべての動物に共通の基本的な機能を果たす。なかでも欠かせないのが、ホメオスタシスだ。ホメオスタシスとは、体内の環境を一定に保つことをさす。これはとても重要な機能だ。なぜ

なら、わたしたちの身体が機能するには、さまざまな器官系が協調してはたらき、体内の状態をかなり厳密に維持する必要があるからだ。ホメオスタシスを保つには、体内の状態、たとえば血糖値

や血圧、イオンバランスを検知して、貯蔵している栄養分を分解して利用したり、肺の換気を増やしたり、血管や胃の平滑筋を収縮させたり、腺を活動させたりなど、有効な反応を起こして、その状態の変化に対応しなければならない。

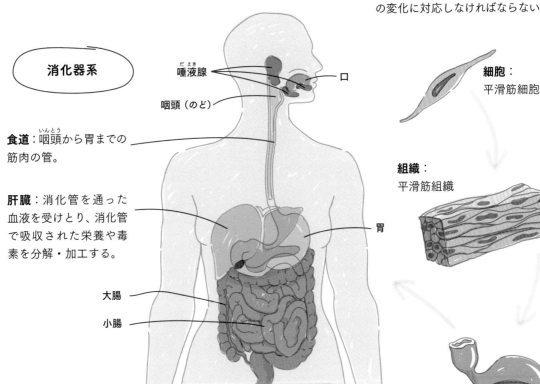

消化器系

唾液腺（だえき）

口

咽頭（のど）

食道（いんとう）：咽頭から胃までの筋肉の管。

肝臓：消化管を通った血液を受けとり、消化管で吸収された栄養や毒素を分解・加工する。

胃

大腸

小腸

細胞：
平滑筋細胞

組織：
平滑筋組織

器官：
胃（平滑筋組織が層になっている）

ホメオスタシスと病気
たとえば心臓病や腎臓病（じんぞう）など、ホメオスタシスを保てない状態が、病気の共通した特徴だ。医療による治療の多くは、体内を最適な状態に回復させることを目的にしている。つまり、器官系の機能が正常にもどるよう、外からホメオスタシスを整えるのだ。

骨格系——骨と関節

骨格系は骨と、骨と骨とのあいだにある関節からなる。成人には約206〜213の骨がある。数に幅があるのは、腱のなかにある（ゴマ粒みたいな）種子骨の数が人によって異なるからだ。

骨の構成

骨は鉄筋コンクリートや繊維ガラスのように、複数の材料が組みあわさっている。骨はおもに**ヒドロキシアパタイト**と呼ばれるリン酸カルシウムが結晶化したミネラル基質でできており、そこに1型コラーゲンからなる線維状のタンパク質と骨細胞が埋めこまれている。ミネラル基質によって硬さが生まれるが、線維状の構成要素によって弾力が加わり、もろく割れるのを防いでいる。だからたとえば、ミネラル分を抜いたスペアリブ（ブタなどの肋骨）は、結び目をつくれるほど軟らかくなる。

骨は引張（引っぱられること）やせん断（横からの力）よりも、圧縮に強い。だから、骨折の多くは、骨の長い辺に対して直角に近い方向から力が加えられたときに起こる。太ももの**大腿骨**は、同じくらいの太さの木と比べて圧縮には4倍も強い。大腿骨のように長い骨は、なかに空洞があるので、強さを最大にして、重さを最小に抑えている。

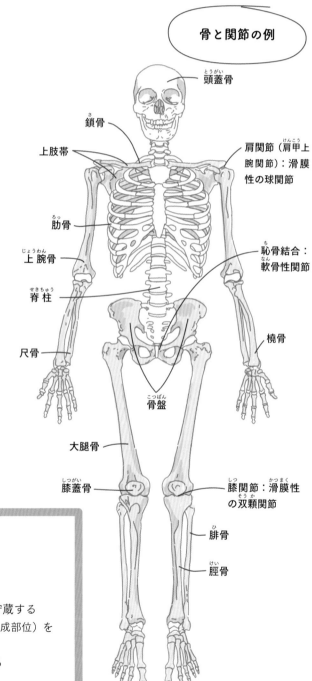

骨と関節の例

- 頭蓋骨
- 鎖骨
- 上肢帯
- 肩関節（肩甲上腕関節）：滑膜性の球関節
- 肋骨
- 上腕骨
- 恥骨結合：軟骨性関節
- 脊柱
- 橈骨
- 尺骨
- 骨盤
- 大腿骨
- 膝蓋骨
- 膝関節：滑膜性の双顆関節
- 腓骨
- 脛骨

骨格系の機能
- 身体の形状をつくる
- 筋を付着させて運動を可能にする
- 内臓を保護する
- 必須ミネラル（カルシウムとリン）を貯蔵する
- 赤色骨髄（赤血球、白血球、血小板の生成部位）を維持する
- 黄色骨髄（脂質の貯蔵部位）を維持する

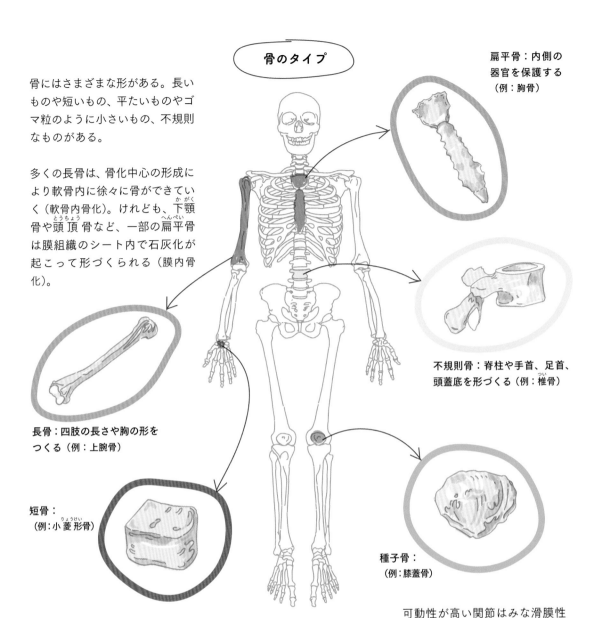

骨のタイプ

骨にはさまざまな形がある。長いものや短いもの、平たいものやゴマ粒のように小さいもの、不規則なものがある。

多くの長骨は、骨化中心の形成により軟骨内に徐々に骨ができていく（軟骨内骨化）。けれども、下顎骨や頭頂骨など、一部の扁平骨は膜組織のシート内で石灰化が起こって形づくられる（膜内骨化）。

扁平骨：内側の器官を保護する（例：胸骨）

不規則骨：脊柱や手首、足首、頭蓋底を形づくる（例：椎骨）

長骨：四肢の長さや胸の形をつくる（例：上腕骨）

短骨：（例：小菱形骨）

種子骨：（例：膝蓋骨）

関節

骨と骨のつなぎ目を関節という。関節はひじょうに安定していて動かないもの（たとえば、頭蓋骨の縫合など）や、あまり安定していない可動性の関節（例：肩関節や股関節）がある。関節の安定性は、たとえば大腿骨の球状の骨端と寛骨のくぼみなど、骨同士の表面のはまり具合や、関節まわりの靭帯の強度、関節をまたぐ筋肉の強さによって高まる。

可動性が高い関節はみな滑膜性だ。このタイプの関節の隙間は液体で満たされていて、摩擦が少なくなっている。滑膜性関節の表面は、なめらかな（ガラスみたいに半透明の）硝子質軟骨でおおわれているため、静止摩擦と動摩擦がいずれも小さくて、テフロン加工されたステンレススチールの3分の1にも満たない。人工の物質の表面で、自然の関節軟骨並みに摩擦を低く抑えられるものは、いまのところまだ存在していない。

滑膜性関節

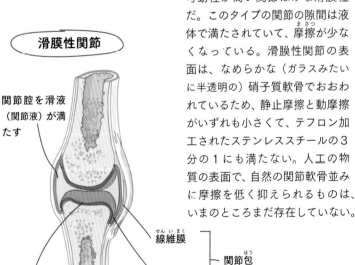

関節腔を滑液（関節液）が満たす

線維膜

滑膜

関節包

関節軟骨

筋系

筋（筋肉）は伸びたり縮んだりして動きを生みだす。骨格筋（随意筋）は骨格にくっついているので、筋が縮むと、両端に付着している骨が引っぱられて、関節が動く。

筋の構造

骨格筋は、平行に並んだ**筋線維**が集まった**筋束**でできている。筋線維は神経によって活性化する。神経は**神経筋接合部**という部位で筋と接する。

筋力はどれほどの数の筋束が、平行に並んでいるか（つまり断面積）に左右される。筋を収縮させるタンパク質は、**筋原線維**と呼ばれている。

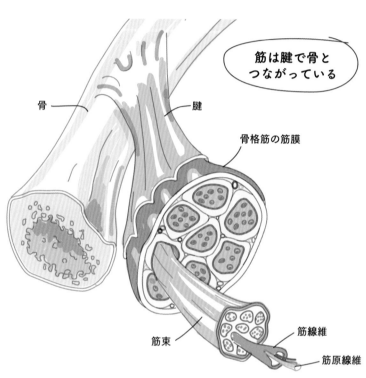

筋は腱で骨とつながっている

骨

腱

骨格筋の筋膜

筋束

筋線維

筋原線維

筋はおもに、横紋筋、心筋、平滑筋という3つのタイプがある。

横紋筋は骨格に付く随意筋だ。この筋が身体全体の筋の大半を占める（脂肪を除いた体重の70％〜80％）。顕微鏡で横縞のような横紋が見えるのは、筋タンパク質（アクチンとミオシン）が規則正しく並んでいるからだ。これらの筋タンパク質によって筋が収縮する。

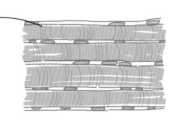

心筋は骨格筋のように横紋があるけれど、不随意筋で心臓壁にだけ存在する。

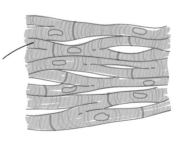

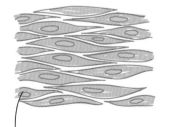

平滑筋には横紋がない。これは収縮をもたらすタンパク質が規則正しく並んでいないからだ。平滑筋は、血管や気道、消化管などの管腔器官の壁を強化して、管の内径をコントロールする大事な役目がある。

筋の形と機能

さまざまな機能に応じた、さまざまな形の筋がある。

- **強力な筋**：サイズの割に断面積が大きい（例：**咬筋**や**大臀筋**など）。
- **扇状筋**：筋線維が扇子を広げたような形で腱につながる（例：大胸筋など）。
- **紡錘状筋**：腕にある両側の腱をつないだレモン形の筋（例：上腕二頭筋など）。
- **シート様の筋**：内臓を保護して体幹を動かす（例：腹壁の筋など）。
- **平行筋**：大腿にある紐状の長い筋線維が同じ方向に走る筋（例：縫工筋など）。
- **環状筋**：器官や開口部などの周りを囲む輪状の筋（例：口輪筋など）。
- **多羽状筋**：羽のような形の多数の束が、肩の丸みのある曲線を形づくる（例：三角筋など）。
- **羽状筋**：筋線維が両方向から中心の腱につながる（例：大腿四頭筋など）。
- **半羽状筋**：筋線維が一方向からのみ腱につながっている（前脛骨筋など）。

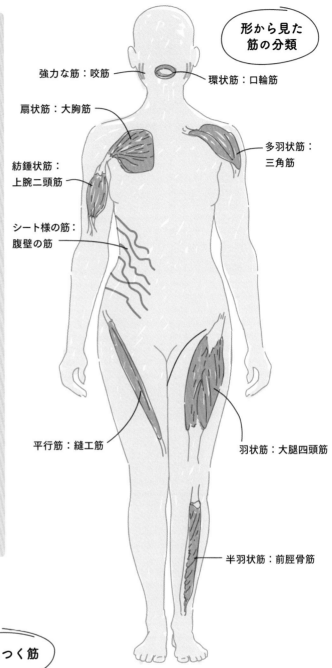

形から見た
筋の分類

強力な筋：咬筋

環状筋：口輪筋

扇状筋：大胸筋

多羽状筋：三角筋

紡錘状筋：
上腕二頭筋

シート様の筋：
腹壁の筋

平行筋：縫工筋

羽状筋：大腿四頭筋

半羽状筋：前脛骨筋

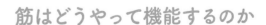

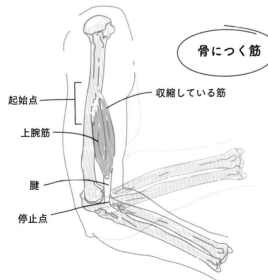

骨につく筋

起始点

収縮している筋

上腕筋

腱

停止点

筋はどうやって機能するのか

筋は縮むことでしか動きを生みだせないけれど、手足をスムーズに動かせるように、元の長さに伸びて戻るときもある程度力を出すことができる。多くの筋が、**腱**で骨に付着している。筋の動きは、その筋がどの関節をまたいでいるか、また、関節のどの面についているかに注目することで推定できる。たとえば肘関節の前面にある上腕筋は、肘関節を曲げる**屈筋**だ。

神経系と知覚

神経系には、知覚、情報処理、意思決定、運動制御という機能がある。神経系のなかでもっとも重要な細胞はニューロン（神経細胞）だ。ニューロンは情報を処理し伝達しているが、ほかの組織や細胞もそれを助けている。

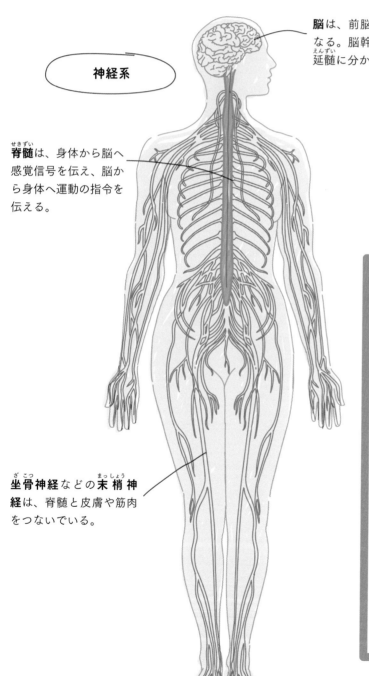

神経系

脳は、前脳、脳幹_{のうかん}と小脳からなる。脳幹はさらに中脳、橋_{きょう}、延髄_{えんずい}に分かれる。

脊髄_{せきずい}は、身体から脳へ感覚信号を伝え、脳から身体へ運動の指令を伝える。

坐骨神経_{ざこつ}などの**末梢神経**_{まっしょう}は、脊髄と皮膚や筋肉をつないでいる。

神経系の組織と細胞

神経系には４つの重要な細胞と組織がある。

- **ニューロン**：情報の処理と伝達を行なう細胞
- **グリア細胞**：ニューロンの存在する環境を調節したり、情報伝達のスピードアップのために神経線維をコーティングしたりする、ニューロンに欠かせない支持細胞〔星状膠細胞、乏突起細胞、小神経膠細胞などがこれにあたる〕
- **血管**：神経組織は血管からたっぷりと血液の供給を受ける必要がある。脳はあらゆる組織のなかで安静時の代謝率がもっとも高い
- **髄膜**：脳をおおう膜

ニューロン

樹状突起（じゅじょうとっき）は、ほかのニューロンからの情報を受けとる。大半の軸索は、化学シナプスを介してほかのニューロンの樹状突起に情報を伝達している。

軸索（じくさく）は1つのニューロンからほかのニューロンへ神経インパルス（活動電位）を伝える。大半の軸索は、ほかのニューロンの樹状突起とつながっている。

軸索終末は、ほかのニューロンの樹状突起や細胞体、軸索とつながる場所だ。

星状膠細胞（せいじょうこう）（アストロサイトともいう）は星の形の細胞で、中枢神経系の環境を維持する。血管壁に貼りつき、血液と脳組織のあいだのバリアとなる（血液脳関門）。

髄鞘（ずいしょう）（ミエリン鞘）は脂質を含み、ニューロンの軸索（神経線維）をおおって絶縁体の役目を果たす。神経インパルスはその部分をジャンプして進むため、伝わる速度が速くなる。

ミエリン鞘をつくる細胞は、中枢神経系では**乏突起膠細胞**（ぼうとっきこう）（オリゴデンドロサイト）、末梢神経系ではシュワン細胞だ。

血管

神経線維

乏突起膠細胞の突起部

ニューロン

小神経膠細胞（ミクログリア）は、小さな細胞体だけれど、中枢神経系の免疫環境を監視していて、外部からの侵入物を見つけたら、その侵入物への反応を開始する。

脳室は液体の詰まった脳内の空洞で、胚の神経管に由来する。

上衣細胞（じょういい）は、脳脊髄液をつくる。上衣細胞領域には神経再生のための幹細胞が含まれていることがある。

脳室上皮は、脳室内の液体から脳と脊髄組織を保護する（脳髄液関門）。

神経系

神経系は**中枢神経系**と**末梢神経系**に分けられる。中枢神経系は脳と脊髄からなり、その外にある神経線維とニューロンは末梢神経系に区分される。平均的なヒトの脳には約1000億個のニューロンがあり、その10倍くらいの数のグリア細胞がある。脊髄にあるニューロンの数は7000万だが、消化管壁のニューロン（腸管神経系）はもっと多い。

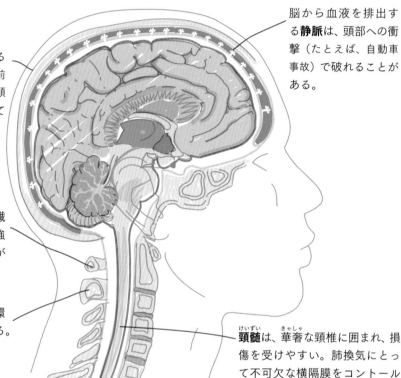

脳と脊髄を保護している骨

頭蓋は、いわば脳を入れる保護容器で、扁平な骨（前頭骨、頭頂骨、後頭骨、側頭骨）が縫合線でつながってその器を形成している。

第1頸椎を**環椎**という。繊細な輪状の骨で、頭部を強打されると骨折することがある。

第2頸椎は**軸椎**という。環椎を水平方向に回転させる。

脳から血液を排出する**静脈**は、頭部への衝撃（たとえば、自動車事故）で破れることがある。

頸髄は、華奢な頸椎に囲まれ、損傷を受けやすい。肺換気にとって不可欠な横隔膜をコントロールする運動ニューロン（横隔神経核）を含む。

中枢神経系

中枢神経系は、事故などの傷害で損傷を受けやすい。とはいえ、脳は縫合線によってつなぎ合わされた硬い骨のプレートで保護されているし、頭蓋の基部もきわめて強固で、密度の高い骨からできている。だから、頭蓋骨が骨折するのは、強い一撃を受けたり、自動車事故に遭ったりしたときなどに限られる。脊髄も、脊柱（背骨）を囲む骨（椎骨）によって保護されている。

椎骨は首の領域（頸椎）がもっとも小さくて、もっとも弱い。だから、自動車事故による首のむち打ち損傷はひじょうに危険で、頸部の安定が応急処置として重要なステップとなる。頸部の脊髄の損傷によって、両手足の感覚がなくなったり、麻痺（四肢麻痺）が生じたりすることがある。自動車事故で急加速や急停止、頭部への強打などを受ければ、たとえ頭蓋骨が骨折しなくても、脳は損傷を受けることがある。

末梢神経系と腸管神経系

末梢神経系は、中枢神経系外の神経線維とニューロンからなる。神経節は、末梢神経系の神経細胞体の集まりで、知覚神経節と、（自律神経機能をコントロールする）自律神経節に分けられる。従来から自律神経系は、交感神経（非常事態に使われる）と副交感神経（持続的な回復機能に使われる）に分けて考えられてきた。消化管に存在する1億個の腸のニューロンは、腸平滑筋の運動と腸腺からの液体の分泌をコントロールする。

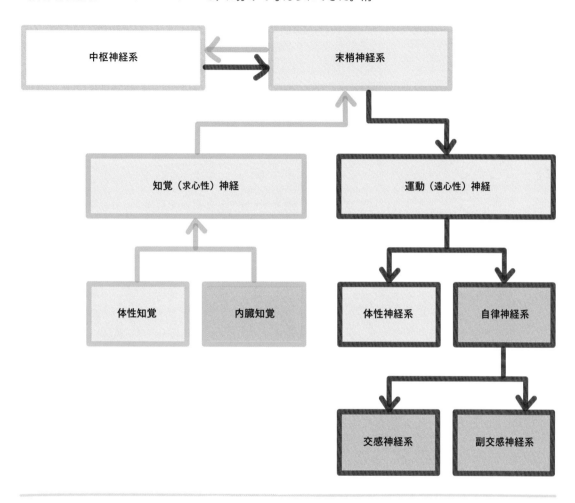

感覚

おもな感覚器は神経系と密接につながっている。感覚というと五感（視覚、聴覚、嗅覚、味覚、触覚）しかないと思いがちだけれど、実際はもっとある。たとえば以下の感覚がそうだ。
・ある空間での頭の位置感覚
・頭の加速感覚または回転感覚
・手足の関節の位置感覚
・内部器官が、満ちているか空に

なっているかという感覚（たとえば胃腸や膀胱^{ぼうこう}）
・腹部内の膜の張力

触覚ひとつとっても、一般的に考えられているよりずっと複雑だ。たとえば、少なくとも以下の感覚はみな、触覚に含まれる。
・単純な触覚（綿球が触れた感覚など）

・痛覚と痒覚^{ようかく}（かゆみ）
・圧覚
・温覚・冷覚
・振動覚（ざらざらなど表面性状の感覚）
・2点識別覚（たとえば背中など自分では見えない部位の皮膚に2本のペン先で同時に触れられたとき、ペンが1本でなく2本だと判断できる感覚の感度）

循環器系と血液

循環器系は心臓と血管からなる。その役割は、身体全体にガス、栄養分、老廃物、タンパク質を輸送することだ。

血管

心臓から高圧（25〜150 mmHg）で出ていく血液に満たされている血管を、**動脈**という。低圧で心臓へ戻る血液を含む血管を、**静脈**という。

動脈は、血管壁に豊富な平滑筋が存在するので弾力があって、心臓の拍動に合わせて伸び縮みする。

心拍

心臓はヒト胚の発生4週目で拍動しはじめ、死の瞬間まで止まらないので、平均的なヒトの心臓は生涯で25億回も拍動しうる。
1回の拍動につき約70 mLの血液を拍出するので、一生で1億5000万 L以上の血液を拍出していることになる。

循 環器系

静脈は膨張可能な血管で、血液を貯留できるため、液体の貯蔵庫となる。

心臓は、胸部の中心にある（縦隔）に位置する4部屋のポンプだ。静脈からの血液を受ける2つの心房、動脈へ血液を排出する2つの心室がある。

毛細血管は細い血管で、ガス、栄養分、老廃物が組織とのあいだで交換される。

血液細胞のタイプ

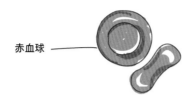

赤血球

赤血球は、血液容積の約36％〜50％で、酸素と二酸化炭素を運ぶ。赤血球は、両面がへこんだ円盤状の核がない細胞。酸素を運ぶためにヘモグロビンが詰まっている。

顆粒球（かりゅうきゅう）

好中球（こうちゅう）

好酸球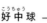

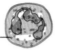

好塩基球（けっしょう）

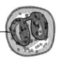

無顆粒球

リンパ球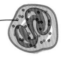

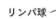

単球

白血球は免疫系細胞で、顆粒がある細胞（顆粒球）とない細胞（無顆粒球）がある。

顆粒球：細胞形質内に顆粒がある。分葉核をもつ
〔核にくびれがあり、複数にわかれているようにみえるもの〕

無顆粒球：細胞形質内には顆粒がなく、ほとんどを核が占める

血漿タンパク質

血液には、液体部分（血漿）に浮遊するタンパク質もある。血漿タンパク質のなかには、血液の浸透圧を維持するタンパク質（アルブミンなど）や、ウイルス・細菌・真菌と異種タンパク質から身体を守るタンパク質（免疫グロブリン。抗体）がある〔異種タンパク質とはヒト以外の種に由来するタンパク質〕。そのほか、脂質分子を運んだり（低比重・高比重リポタンパク質）、鉄・銅などのミネラルを運んだり、血中pHの維持を助けたり、血液凝固に関係したり（プロトロンビンやフィブリノーゲンなど）する血漿タンパク質がある。

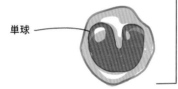

血小板は、血液凝固（止血）に重要な細胞片。

2つの血液循環

血液循環には、**肺循環**と**体循環**の2種類がある。肺循環は酸素化と二酸化炭素の除去のために心臓の右半分から肺まで血液を運び、心臓の左半分にその血液を戻す。体循環は、心臓の左半分から肺以外の身体じゅうに血液を運び、酸素を組織に提供して、二酸化炭素を集めて身体から除去する。体静脈はその後、酸素が減って二酸化炭素を積んだ血液を心臓の右半分に戻す。

呼吸器系

呼吸器系のおもな役割は、体内に酸素を運びいれ、二酸化炭素を体外へ出すことだ。また血中のpHバランスを制御し、体温調節を助けてもいる。

肺と酸塩基バランス

平均してヒトは毎分12回呼吸する。だから、わたしたちは一生で約4億回呼吸することになる。また、呼吸のたびに約500 mLの空気が肺を出入りする。つまり、一生かけて約2億Lの空気を吸ったり吐いたりする計算になる。

呼吸器系が血中のpHコントロールにもかかわっているのは、二酸化炭素が血液に溶けて血液を酸性に近づけるからだ。つまり、血中の二酸化炭素が多く失われれば、アルカリ性が強くなり、血中の二酸化炭素があまり失われなければ、酸性に近づく。

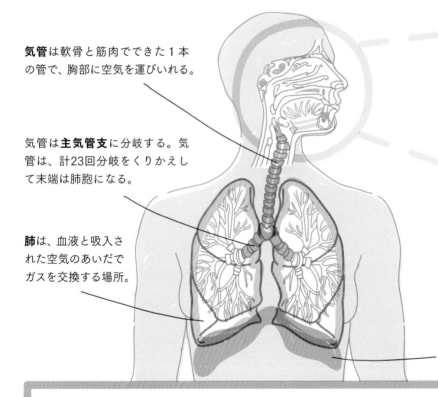

気管は軟骨と筋肉でできた1本の管で、胸部に空気を運びいれる。

気管は**主気管支**に分岐する。気管は、計23回分岐をくりかえして末端は肺胞になる。

肺は、血液と吸入された空気のあいだでガスを交換する場所。

横隔膜（おうかくまく）は、筋肉と腱でできたドーム状の膜構造で、胸腔と腹腔とを仕切る主要な吸息筋だ。

肺とガス交換

空気が気道の末端にある小さな袋（**肺胞**（はいほう））に達したあと、肺循環の血液とのあいだでガス交換が行なわれる。

肺胞内のガスと毛細血管床の血流のあいだの膜は厚さわずか1〜2μmなので、ガスの分子はこの膜を通りぬけ濃度勾配（こうばい）に沿って拡散する。このため、酸素分子は肺胞から血液へ移動し、二酸化炭素は血液から肺胞へ移動する。

肺の保護

肺は、つねに外部の環境にさらされているため、感染や毒物の吸入による損傷のリスクがある。肺胞には、細胞の細片や微生物を食べる肺胞マクロファージが存在する。気道内に浮遊している細片は、粘液に捕りこまれて、カーペットのように気管表面をおおう小さな線毛の運動で、肺から喉頭のほうへ押し流されたあと、消化管に入るか、吐きだされる。

肺換気

肺換気は、呼吸筋（肋間筋）によって肋骨がもちあげられたり、横隔膜によって胸腔（きょうくう）が広げられたりすることで生じる。無意識の状態ではこれらの筋の収縮は、血中の酸素と二酸化炭素の濃度に反応して脳幹が調整している。呼吸は自動的なサイクルだけれど、話や咳、くしゃみをするときには中断される。

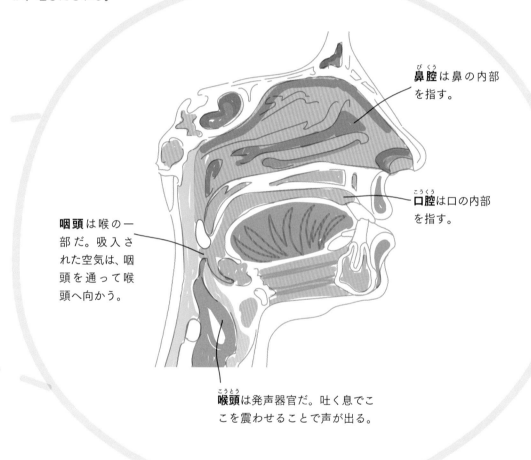

鼻腔（びくう）は鼻の内部を指す。

口腔（こうくう）は口の内部を指す。

咽頭は喉の一部だ。吸入された空気は、咽頭を通って喉頭へ向かう。

喉頭（こうとう）は発声器官だ。吐く息でここを震わせることで声が出る。

鼻腔

鼻腔は、呼吸器系がはじまる部分であり、嗅覚機能もある。

ヒトは口（**口腔**）からでも鼻からでも呼吸ができる。けれども口より鼻のほうがずっと、呼吸に適している。鼻腔にある微細な骨の隆起によって、粘膜の表面積が大きくなっているからだ。鼻腔は、吸った空気をあたため、湿らせて、塵や微生物を除去し、においを検知する。

ヒトの嗅覚はお粗末なので、鼻の構造はごくシンプルだ。いっぽう、イヌなどすぐれた嗅覚をもつ動物の鼻腔壁は、細かく折りたたまれたヒダのような構造になっている。

消化器系

消化器系の機能には、摂取（口に食物をいれて噛む）、消化（食物を構成していた栄養を分子レベルまで分解する）、吸収（栄養分を消化管壁から血液中へと移動させる）、排泄（肛門から老廃物を排出する）がある。

消化管

自分の体の断面（水平断）を見るとドーナツみたいになっていることは、みなさんご存知だろうか？　唾液腺や、肝臓、胆嚢、膵臓などさまざまな付属の管や腺をとっぱらって単純に考えると、あなたの消化管は、口から肛門へと抜ける穴があいているのと同じ。ほら、ドーナツみたいでしょ？

消化管（腸管）は胚の発生4週目に形成される。平らなシートのような組織が丸まって管が形成される。これが胚の頭部では口になり、尾部では原始肛門になる。原始口のまわりに顎、咀嚼筋と舌筋が形づくられ、消化器系の腺は腸管から芽のように発生する。

消化管の免疫機能

消化管（腸）には、その壁のなかに、**リンパ小節**という免疫系細胞の集まりがある。
- リンパ小節は、口から入った細菌やウイルス、真菌が胃酸で分解されなかったとき、それらから身体を防御する
- 腸の免疫系は、腸管内細菌叢の菌もコントロールして、それらの菌が腸壁に侵入するのを防ぐ

食道は筋肉の管で、上部は骨格筋、下部は平滑筋でできている。液体と食物を咽頭から胃まで運ぶ。

肝臓は、胆汁酸塩を分泌して脂質の分解を助ける。消化管は外部環境からやってくる毒素や異種タンパク質、微生物にさらされていて、病原体が体内に入る経路になりうる。肝臓は腸壁を通るすべての血液を受けとり、毒素（たとえばアルコールやアンモニア、微生物の生成物など）を分解して無毒化する。

胆嚢は、肝臓でつくられた胆汁を貯蔵して、脂質の多い食事のあとなど、必要に応じて胆汁を分泌する。

小腸は、吸収を行なう主要器官だ。アミノ酸、糖、脂肪酸、グリセロール、核酸、ビタミン、ミネラルが腸壁を抜けて腸血流に入る。大半の栄養分は肝臓に運ばれたあと、タンパク質と複合糖類に合成されるか、全身をめぐる血流に流れこむ。

大腸では水とミネラルが吸収され、便が形成される。大腸には、腸管内細菌叢の多くの微生物が存在し、それらの微生物も宿主に栄養分を提供している。これは、ヒトの腸酵素では消化できないセルロースの一部をそれらの微生物が分解できるからだ。人間の栄養分の10％もの量が、腸管内細菌叢から提供されている。

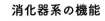

消化器系の機能

（大・小の）**唾液腺**は、唾液を分泌して、食物を湿らせ、澱粉の消化プロセスを開始する。

口のなかで食物は唾液に含まれる酵素と混ざり、柔らかい**食塊**（嚙み砕かれた食物の塊）を形成する。これは咽頭を下って食道にはいる。食道では、波のように連続した筋収縮（ぜん動）によって、食塊が胃までゆっくり降りていく。

咽頭は、頭蓋骨の底部から吊りさげられた骨格筋の管で、吸入された空気や飲みこまれた液体や食物の通り道になる。食物は咽頭筋の収縮によって、食道へ送られる。

胃は機械的消化、塩酸による消化、生物学的触媒による消化によって食物を分解し、それを小腸へ移動させる。小腸でもさらに消化は続き、栄養分のスープがつくられる。

膵臓は胃の後ろに位置し、生物学的触媒である酵素を分泌して、タンパク質、脂肪、デンプンを分解する。

便は**直腸**に溜まったあと、排泄される。便が上部の直腸膨大部に達すると、排便衝動が生じる。

肛門は、消化管の末端だ。開口部を広げて便を通過させられるし、ガス（放屁）と便との区別ができる。

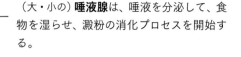

泌尿器系

泌尿器系は、腎臓、尿管、膀胱、尿道からなる。

腎臓がうまく機能するには、豊富な血液供給が必要だ。それは心臓から拍出される血液の20％～25％にあたる。ふたつの腎臓は合わせて、1分あたり約1mL、つまり1日800mL～2Lの尿をつくる。

尿は対になった尿管を下行して膀胱に流れこむ。膀胱は平滑筋の袋で、尿を蓄えたり、収縮して尿道から外部環境へと放出したりできる。

男性の場合、泌尿器系は生殖器系と密接に発生して、尿と精液が同じ経路で外界へ出ていく。

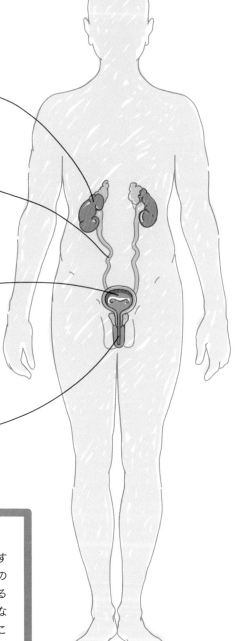

腎臓は、血液をろ過して窒素性の老廃物を除去し、血液のイオンバランスをコントロールする。

尿管は、平滑筋の管で、腎臓から膀胱まで尿を運ぶ。

膀胱は、筋肉の袋で尿を貯蔵し、適切なタイミングで排尿する。尿路感染症を避けるために、定期的に膀胱の中身を空にしなければならない。

尿道は、膀胱から外界へ尿を運ぶ。女性の尿道は男性の尿道よりかなり短い。

腎臓の機能
- 身体から窒素含有老廃物を除去する
- イオン、たとえば血液中のナトリウムやカリウム、塩素、重炭酸塩の濃度を調整する
- 血圧とpHバランス（酸塩基バランス）を調整する
- 赤血球の産生をコントロールする

窒素問題

（ちっそ）
エネルギー源として、食物から得たタンパク質を過剰に使用すると、身体に問題が起きることがある。分解されたアミノ酸のアミノ基から、結果として有毒なアンモニウムイオンが生じるからだ。したがってこのアンモニウムイオンを処理して捨てなければならない。肝臓はアンモニウムイオンを尿素に変える。これは水溶性で、尿に混じって身体から排出される。

生殖器系

生殖器系は、次の世代の発生と発育にかかわる器官系だ。この器官系は、新しい生命を生みだす性細胞をつくるだけでなく、胚発生の場所になったり、子に乳を与えて栄養を届ける手段を提供したりもする。

生殖器系は、男女いずれも、脳底部にある下垂体から分泌されるホルモンで制御されている。このホルモンを使って、脳が生殖周期や生殖機能をコントロールしている。

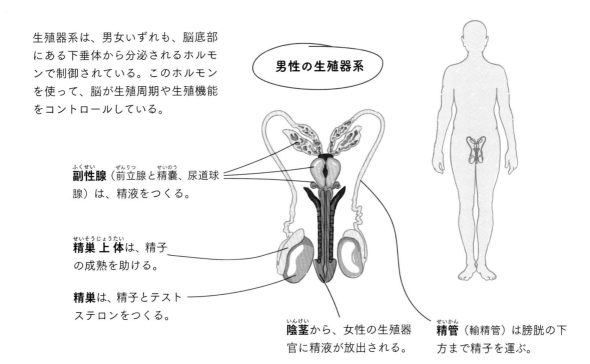

男性の生殖器系

副性腺（前立腺と精嚢、尿道球腺）は、精液をつくる。

精巣上体は、精子の成熟を助ける。

精巣は、精子とテストステロンをつくる。

陰茎から、女性の生殖器官に精液が放出される。

精管（輸精管）は膀胱の下方まで精子を運ぶ。

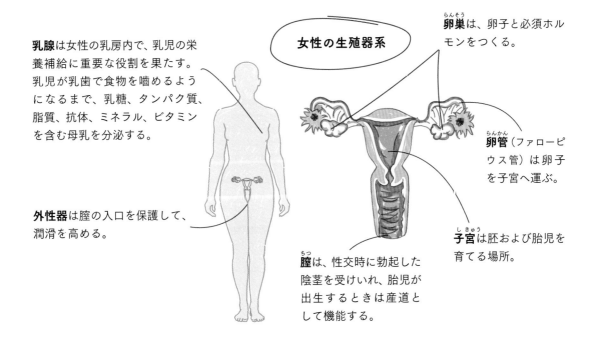

女性の生殖器系

乳腺は女性の乳房内で、乳児の栄養補給に重要な役割を果たす。乳児が乳歯で食物を噛めるようになるまで、乳糖、タンパク質、脂質、抗体、ミネラル、ビタミンを含む母乳を分泌する。

外性器は膣の入口を保護して、潤滑を高める。

卵巣は、卵子と必須ホルモンをつくる。

卵管（ファロピウス管）は卵子を子宮へ運ぶ。

子宮は胚および胎児を育てる場所。

膣は、性交時に勃起した陰茎を受けいれ、胎児が出生するときは産道として機能する。

免疫系

ヒトはつねに、微生物と微生物が生みだす毒物の海に囲まれている。防衛システムがなければ、私たちの身体はあっというまに攻めこまれ、乗っ取られてしまうだろう。

免疫系（リンパ系）は、身体じゅうに配置されている小さな機構で、過剰な組織液を集めて排出し、異種タンパク質や異物（細菌、真菌、ウイルスや寄生虫）から身体を防御している。

胸管は、もっとも大きなリンパ管だ。

赤色骨髄は、赤血球、白血球、血小板をつくる。

リンパ節はリンパ管に沿って、とくに四肢の大きい関節の周辺、頸部や胸腔、腹腔、骨盤腔にかたまって存在する。リンパ節は免疫監視システムと、抗体とその他の免疫タンパク質をつくる細胞からなる。

リンパ管は、身体の末梢から中心部へとリンパ液を運ぶ。

リンパ系

胸腺はリンパ球を訓練して育て、ウイルスや癌、体外の異物に対する防御に備える。

脾臓は血液の免疫監視を行ない、古くなった赤血球や白血球、血小板を処分する。

リンパの流れ

動脈によって身体じゅうの組織に運ばれた血液の量は、静脈に戻る量よりわずかに多い。リンパ管は免疫系の一部で、（脳と骨の一部をのぞく）身体のほぼあらゆる部位の組織からの余分な液体を排出する小さな導管で構成される。この排液の仕組みによって、四肢の浮腫が防げるし、身体の組織に侵入物がないかサンプリングしたり、監視したりもできる。

内分泌系

内分泌系は身体のさまざまな場所に配置された腺からなり、身体の代謝と生殖機能のコントロールにきわめて重要な役割を果たす。

内分泌という言葉は、この腺がその生成物（ホルモン）を血流や体腔へ直接分泌する方法を示している。神経系や内分泌系は体内の機能を調整するが、神経系はごく短い時間スケール（秒から分）で機能の調節を行なうのに比べて、内分泌系の時間スケールは長い（数時間から数週間、数年）。

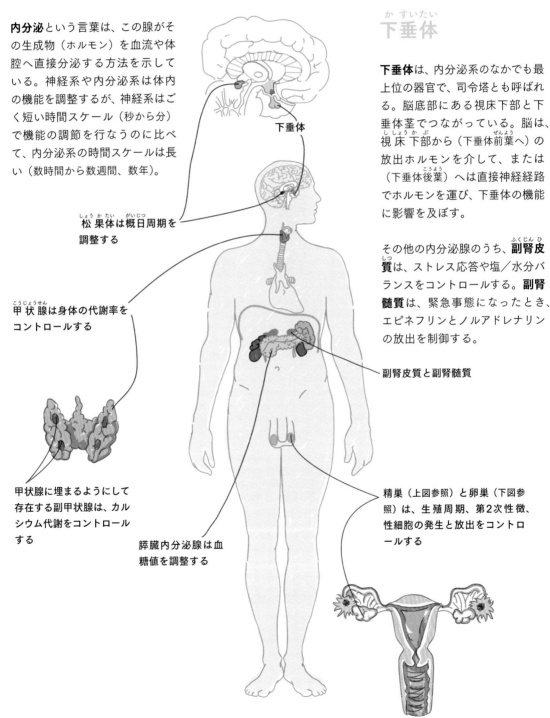

下垂体

松_{しょう}果体_{かたい}は概日周期_{がいじつ}を調整する

甲_{こう}状_{じょう}腺_{せん}は身体の代謝率をコントロールする

甲状腺に埋まるようにして存在する副甲状腺は、カルシウム代謝をコントロールする

膵臓内分泌腺は血糖値を調整する

副腎皮質と副腎髄質

精巣（上図参照）と卵巣（下図参照）は、生殖周期、第2次性徴、性細胞の発生と放出をコントロールする

<ruby>下垂体<rt>か すい たい</rt></ruby>

下垂体は、内分泌系のなかでも最上位の器官で、司令塔とも呼ばれる。脳底部にある視床下部と下垂体茎でつながっている。脳は、視_し床_{しょう}下_か部_ぶから（下垂体前葉へ）の放出ホルモンを介して、または（下垂体後葉_{こうよう}）へは直接神経経路でホルモンを運び、下垂体の機能に影響を及ぼす。

その他の内分泌腺のうち、**副腎皮_{ふくじん ひ}質_{しつ}**は、ストレス応答や塩／水分バランスをコントロールする。**副腎髄質**は、緊急事態になったとき、エピネフリンとノルアドレナリンの放出を制御する。

✓ まとめ

リンパ機能

リンパ節、胸腺、脾臓からなり、毒素や侵入物から身体を防御する。

免疫系

骨

線維、細胞とヒドロキシアパタイトからなる。

骨格系

関節

2つの骨がつながる場所で、線維性関節、軟骨性関節、滑膜性関節などがある。

器官系の概要

2つの循環

肺循環は心臓から肺へ血液を運ぶ。体循環は心臓から身体全体へ血液を運ぶ。

内分泌系

腺

下垂体、松果体、甲状腺、副甲状腺、副腎、膵臓、性腺などがある。

循環器系

筋系

血管

動脈、静脈、毛細血管からなる。

3種類の筋

平滑筋、心筋と、骨格にくっついている骨格筋がある。

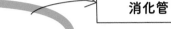

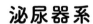

腎機能

対になった腎臓、尿管と、
膀胱、尿道からなる。

泌尿器系

消化器系

消化管

口から肛門までの1本の管
と、唾液腺、肝臓、膵臓な
どの付属腺がある。

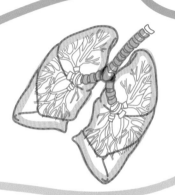

呼吸器系

鼻、咽頭、喉頭、気管、
気管支、肺からなる。

生殖器系

神経と感覚器

男性

精巣、精巣上体、精管、
前立腺、精嚢、陰茎から
なる。

知覚

体性知覚と内臓知覚
がある。

末梢神経系

中枢神経系外の神経線維と
ニューロンからなる。

女性

卵巣、卵管、子宮、
膣からなる。

中枢神経系

脳と脊髄からなる。

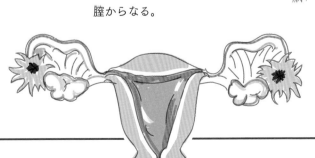

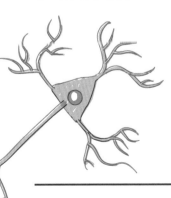

細胞と皮膚の構造

　すべての生物は、細胞と細胞がつくる物質でできている。細胞は人体のなかでもっとも小さな〝生きている〟構成要素だ。わたしたちはみな、たったひとつの胚細胞（受精卵または接合体）からはじまる。その後、細胞分裂と分化によって、複雑な身体ができあがる。分化とは、細胞が特定の機能に合うよう特別な性質を得るプロセスだ（たとえば上皮細胞やニューロン、筋細胞、脂肪細胞）。細胞のなかには骨髄など、細胞分裂ができる能力を保っているものもあれば、ニューロンのように、その能力を失っているものもある。

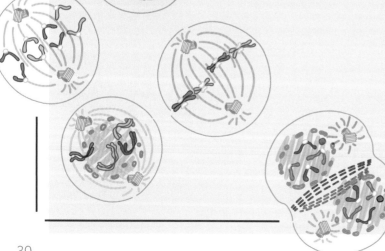

細胞と細胞がつくる物質

成人の身体は50兆個を超える細胞と、細胞がつくる物質でできている。

細胞がつくる物質には、コラーゲン、エラスチン、レチクリンなどの構造タンパク質がある。初期の胚細胞は未分化なので、たくさんの分化と細胞分裂を進めて身体をつくらねばならない。**分化**は遺伝子発現が起こって細胞が変化していくプロセスで、これをへて細胞は特定の機能を果たす特殊な細胞になる。

細胞の種類

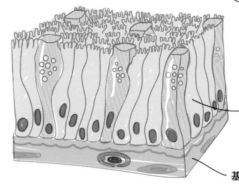

多列線毛円柱上皮細胞：先端に線毛が生えていて、気道の内腔表面をおおっている

基底膜

身体の（外側であれ内側であれ）表面に沿って並んでいる細胞は、**上皮**と呼ばれている。皮膚の上皮は平たい細胞が多くの層をつくっている（重層扁平上皮という）。

神経細胞（ニューロン）：情報を処理し、伝える

胃腸管（いわゆる胃腸、消化管ともいう）の内腔表面をおおっている上皮は、一層の円柱細胞（単層円柱上皮）でできている。いっぽう気道内腔の上皮は**多列線毛円柱上皮**というタイプで、単層だけれど核の位置がそろっておらず、粘液を流すための線毛が先端についている。

筋細胞：随意（骨格筋）または不随意（平滑筋、心筋）に動きを生みだす〔随意・不随意筋については4章に説明がある〕

結合組織

防御細胞：侵入してきた異物から身体を守る

線維芽細胞：線維組織をつくる

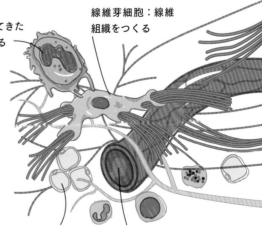

人体の大半は**結合組織**でできている。結合組織は、さまざまな構成要素からなる。固体または液体の細胞外基質に細胞が囲まれているという特徴がある。細胞外基質が固体の結合組織としては、骨、軟骨、腱、靭帯などがある。骨はコラーゲンが石灰化してつくられる。コラーゲンは身体じゅうの液体や固体の結合組織の大部分をつくっている。血液は、細胞が血漿中に浮遊しているので、液体の細胞外基質を含む結合組織だ。

脂肪細胞：脂質の形でエネルギーを貯蔵する

内皮細胞：血管の内側をおおっている

細胞の構造と細胞内小器官（オルガネラ）

細胞のおもな構成要素は、核と細胞質と、その周りを囲む細胞膜だ。核には遺伝物質が保管されていて、細胞質には細胞内小器官がある。細胞膜は半透過性の壁で、細胞質（細胞内液）と周囲の環境（細胞外液）をへだてている。

核

核は細胞の制御センターだ。遺伝情報をクロマチン内部のDNA（デオキシリボ核酸）に保管しておき、その情報を使って細胞の活動を制御する。細胞分裂（有糸分裂）のときには、クロマチンは巻きとられてコンパクトな染色体になり、2つの娘細胞へ分配される。

リボソームはタンパク質をつくる装置だ。リボソームには自由に浮遊しているものと、膜と結合して**粗面小胞体**と呼ばれる膜系をつくっているものとがある。

ゴルジ体（ゴルジ装置）はリボソームと小胞体がつくったものを包装して、細胞外へ輸送する。

ペルオキシソームには、摂取した物質の毒を処理したり、細胞内の酸化反応で生じた過酸化水素を消去したりする役割がある。

細胞の構造

核膜は細胞質と核質とを分けて、これらを行き来する物質の移動をある程度管理する。

核小体（仁）では、リボソームRNA（rRNA）とタンパク質が組み合わさってリボソームになり、DNAの暗号がメッセンジャーRNA（mRNA）に転写される。リボソームはその後細胞質へ移動して、タンパク質をつくる。

中間径フィラメントは、細胞内の張力を保つ。細胞骨格のひとつ。

滑面小胞体は、リボソームがくっついていない膜器官で、脂質とステロイドホルモンをつくる。

微小管はチューブリンというタンパク質でできた円筒状の構造物。細胞のなかの移動経路でもあるし、細胞の構造を強化する細胞骨格のひとつでもある。

中心小体は微小管が集まって形成された構造物。中心小体は細胞分裂（有糸分裂）のとき、染色体を動かし、さらに線毛や鞭毛の基部になる。

細胞骨格は細胞を形づくる枠組みで、微小管、中間径フィラメント、ミクロフィラメントからなる。ミクロフィラメントはアクチンというタンパク質でできていて、筋肉の収縮と細胞運動にかかわる重要な役割がある。

ミトコンドリアは、ATP（アデノシン三リン酸）をつくったり、貯蔵したりする。ATPは生物のエネルギー源となる。ミトコンドリア独自のDNAがあるので、かつては哺乳動物細胞と共生する別個の微生物だったと考えられている。

細胞質は、細胞質ゾルと呼ばれる液体でできていて、細胞内小器官（オルガネラ）という構造物を浮遊させている。細胞内小器官は文字どおり小さな器官のようなもので、細胞の代謝機構としてはたらく。

リソソームは膜でできた小さな袋。細胞質内にあって、不要な物質を分解する。

細胞膜

細胞膜は2重層の膜でできている。この膜は**リン脂質**（脂質のひとつ）と**コレステロール**で構成されていて、そこに**タンパク質**が埋めこまれている。

脂質層は水を通さないが、埋めこまれたタンパク質（膜タンパク質と呼ぶ）が重要な膜機能を果たす。

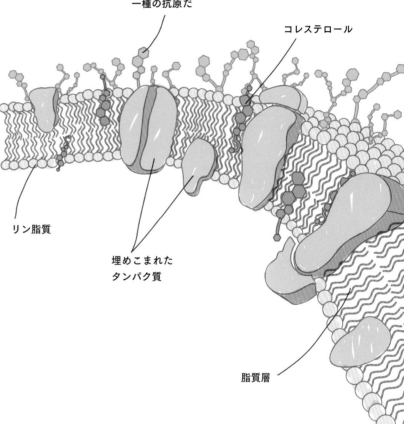

細胞表面にある糖タンパク質は、一種の抗原だ

コレステロール

リン脂質

埋めこまれたタンパク質

脂質層

膜タンパク質は通路（チャネル）として機能し、水分やイオン（たとえば、ナトリウム、カリウムと塩素）や栄養分（たとえば、グルコース〔ブドウ糖〕とアミノ酸）を通す。また、ホルモンや細胞にはたらく神経伝達物質の受容体として、また免疫系が認識できる細胞外マーカー（抗原）としての役割も果たす。

特殊な細胞のなかには、機能に合うよう細胞膜の構造が変化しているものがある。たとえば腸細胞は微小絨毛によって表面積が増え、気道細胞は線毛によって粘液を一定方向に動かし、精子は鞭毛によって生殖管を泳げるようになっている。

細胞分裂
──有糸分裂と減数分裂

わたしたちの命はみな、たったひとつの細胞から始まる。だから、何百兆回におよぶ有糸分裂と呼ばれる細胞分裂が起こって、まずは身体がつくられる。そのあとも、傷ついたり、死んだりした細胞と新しい細胞が入れかわりつづけるので、一生、細胞分裂は起こりつづける。

有糸分裂はどこで起こるのだろうか？

有糸分裂がとくによく起こるのは、外部環境から受ける有害な影響にさらされつづけて物理的に摩耗したり、擦り切れたりする組織だ。また、細胞が失われて補充しなければならない場合も有糸分裂が起こる。だから、皮膚の表皮や消化管の内壁では、たえず細胞分裂が起こっている。また骨髄で

も、赤血球と白血球をつくるためにしょっちゅう細胞分裂が起こる。いっぽう組織のなかには、組織の修復（たとえば、骨折）時にだけ細胞分裂が起こるものがある。また、構造的に複雑な形の細胞（たとえば、ニューロン）では、おもに成長時にしか細胞分裂は起こらない。

有糸分裂のプロセス
有糸分裂は、おもに1つの細胞の核物質が分裂して2つの娘細胞へ分かれるプロセスだ。このプロセスには、前期（前期、前中期）、中期、後期、終期の4期がある。

前期：核内のクロマチンが凝集して染色体へ。

各**染色体**は、セントロメアで連結された2本の染色分体からなる。この段階で、**微小管**は紡錘体を形成し、中心体（1対の中心小体を含む構造）を細胞の両極に押しやる。

前中期：核膜が消えて、それぞれの中心体は染色体のセントロメアにつながる。

中期：染色体は細胞の赤道に沿って並び、ペアになっていた染色分体は互いから離れる。

終期：有糸分裂の最終段階。それぞれの染色分体がほどけて、ちらばったクロマチンの状態に戻る。切り離されて凝集したクロマチンの周りに核膜がふたたび現れ、紡錘体は分解する。細胞質の分裂が、後期のおわりごろに始まって、終期で完了する。

後期：対になっていたセントロメアが離れ、染色分体は紡錘糸にひっぱられて細胞のそれぞれの極へ移動する。細胞全体も伸びて、楕円形になる。

有糸分裂のリスク

きわめて活発な細胞分裂にはリスクがついてまわる。なぜなら、有糸分裂の頻度が高くなれば、細胞分裂のプロセスのなかで複製時のエラーが発生する可能性も高くなるからだ。だからこそ多くの癌が、毒素や物理的な摩耗、放射線をはじめとする危険な物質に絶えずさらされて、ひんぱんに細胞分裂が必要とされる組織で生じる。たとえば、皮膚の表皮や、呼吸器と消化管の内壁などはもちろん、乳房や卵巣、精巣や前立腺など、ホルモンの強い影響を受ける組織なども癌が生じやすい。

減数分裂

減数分裂は、性細胞（配偶子）をつくるときに起こる細胞分裂で、精巣と卵巣に見られる。減数分裂は有糸分裂とちがって、性細胞がつくられるときに起こり、染色体（二倍体、23組のペア）の数が半分（一倍体、23本の単一染色体）になる。

また、減数分裂では核分裂が2回連続して起こる。これを第1減数分裂、第2減数分裂という。第1減数分裂は染色体数を半分にするプロセスだけれど、第2減数分裂は有糸分裂に近い。

このプロセス全体で、1つの細胞から4つの配偶子（精子細胞または卵母細胞）がつくられる。減数分裂があるからこそ、受精が起こって配偶子が組み合わさったとき、できた細胞（受精卵）の染色体が通常の数になるのだ。

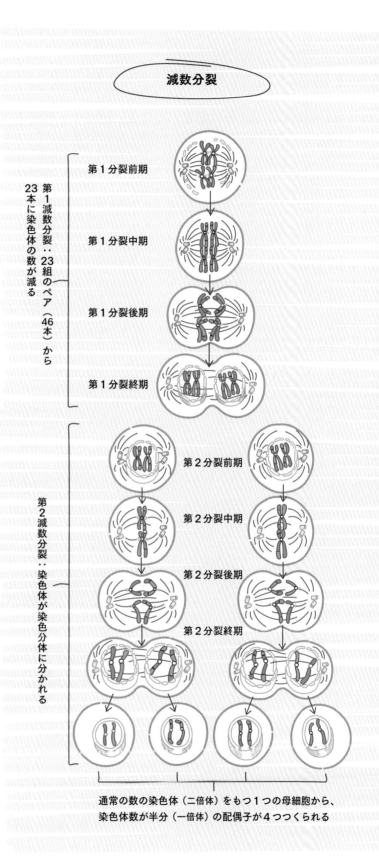

減数分裂

第1分裂前期

第1分裂中期

第1分裂後期

第1分裂終期

第1減数分裂：23組のペア（46本）から23本に染色体の数が減る

第2分裂前期

第2分裂中期

第2分裂後期

第2分裂終期

第2減数分裂：染色体が染色分体に分かれる

通常の数の染色体（二倍体）をもつ1つの母細胞から、染色体数が半分（一倍体）の配偶子が4つつくられる

解剖学的正位と人体の断面

解剖学的構造を正確に記述するには、基準になる身体の向きや姿勢が必要だ。解剖学的正位は下図のように、顔を挙げて目を前方に向け、腕を脇に下げて、手のひらと両足のつま先を前に向けて立っている状態をいう。

解剖学的な断面

解剖学者は、解剖学的正位のときに身体を貫く面を基準にしている。水平面（横断面）、冠状面（前頭面）と矢状面の3つがあり、各面は3次元〔縦、横、奥行き〕とそれぞれ一致する。

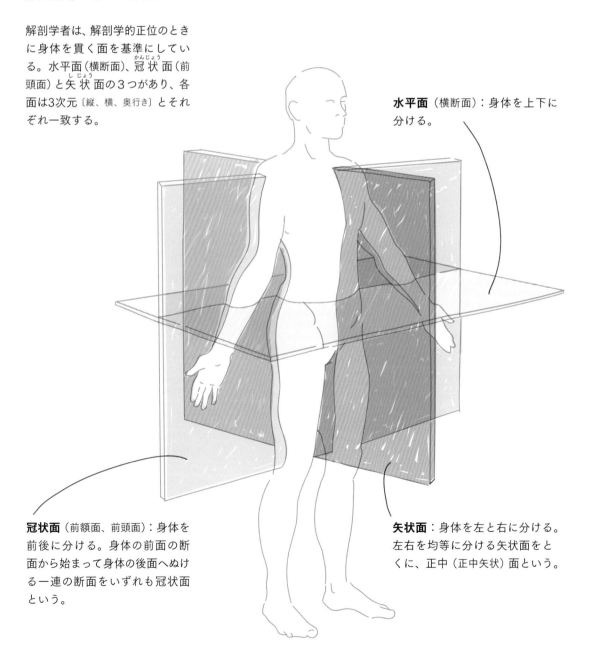

水平面（横断面）：身体を上下に分ける。

冠状面（前額面、前頭面）：身体を前後に分ける。身体の前面の断面から始まって身体の後面へぬける一連の断面をいずれも冠状面という。

矢状面：身体を左と右に分ける。左右を均等に分ける矢状面をとくに、正中（正中矢状）面という。

身体の方向

解剖学者は、解剖学的正位にある身体の位置を記述するのにいくつかの対になった用語を使う。身体の表面に近い構造は「浅い」が、皮膚面から離れた身体の奥の構造は「深い」という。手には、掌側（手のひらの側）と、背側（手背つまり手の甲側）があり、同様に、足は底側（足底、つまり足の裏側）と背側（甲側）がある。

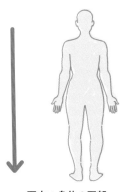

上方：頭頂へ

下方：身体の下部へ

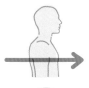

前方：身体の前へ

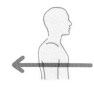

後方：身体の後ろへ

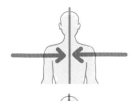

内側：正中へ

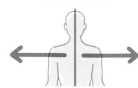

外側：身体の脇へ

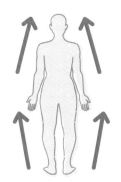

近位：四肢の付け根へ

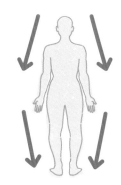

遠位：四肢の付け根から遠くへ

近位と遠位は消化管（腸管）でも使われる。その場合は、口のほうに向かうのが近位で肛門のほうへ向かうのが遠位だ。

解剖学用語はどんなふうに使われるのか？

解剖学者がこれらの専門用語をどんなふうに使うのかについて、ここにいくつか例をあげてみよう。たとえば、「鼻は目の前方にある」とか、「耳は、目の外側にある」という表現ができる。

これらの用語は身体が解剖学的正位にあるという前提で定義していることを覚えておいてほしい。そこが基準になっているからこそ、「手の親指は、人差し指の外側にある」といえるのだ。

細かい解剖学的説明は、複雑になることがある。たとえば「尺側手根屈筋の腱の遠位端は、豆状骨と有鉤骨の掌側面に付着する」など。

動物学からの用語

解剖学者は、たとえば脊髄の部分に
関してなど、もとは動物学で使われ
ていた用語を借りていることがある。

背側：背部（動物でいうと背中や背
部）のほう
腹側：前面（腹部）のほう
吻側：脳（口先（吻）や嘴）のほう
尾側：脳から離れる（尾の）ほう

これらはみな動物学で、単純な脊椎動物（た
とえば魚類）を記述する際に使われていた用語
を借りている。ほかの霊長類と同じく、ヒト
の神経系の軸は中脳あたりで屈曲する。その
ため吻側は前脳の前方と同じだけれど脊髄の
上方にもあたる。

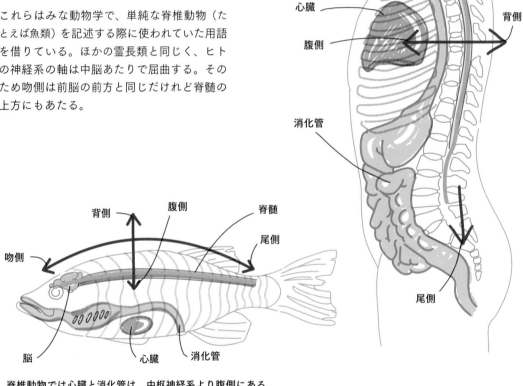

脊椎動物では心臓と消化管は、中枢神経系より腹側にある

解剖学的な名称は普段使っている言葉とは異なる

身体の部位をさす解剖学的な名
称は、日常使っている言葉と少し
ちがうことがある。
上肢は肩関節から手の指までを
示すけれど、腕（上腕）という用
語は、上肢の肩と肘関節のあいだ
の部分に限定される。また、前腕

は、肘関節から手首（手根）まで
をさす。

下肢は股関節から足指までを指
す。股関節と膝関節のあいだの
部分は大腿という。膝関節から
足首までを下腿という。足首か

ら足先までを足という。足の近
位部は足根、足指は趾ともいう。

皮膚、爪と毛髪

皮膚は身体の器官として最大で、重さは約3.5 kg、面積は 2 m² もあるが、厚さはほんの数mmしかない。

皮膚の構造

ヒトの皮膚には分泌腺がある。体温をコントロールするための汗腺と、皮膚面を保護するための油性の層、皮脂腺がある。

毛髪と爪は、皮膚からつくられるケラチンたっぷりの皮膚の付属器だ。皮膚は、表面の表皮と、より深い部分にある真皮からなる。

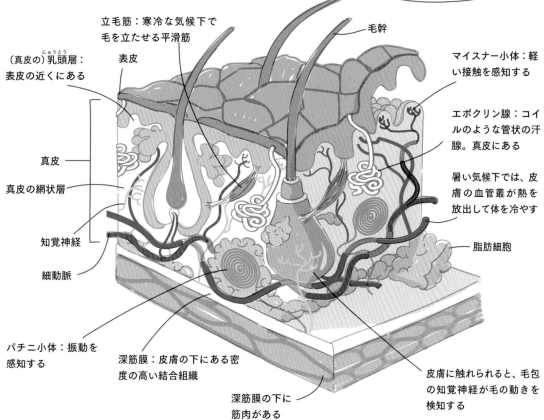

皮膚の層と細胞

立毛筋：寒冷な気候下で毛を立たせる平滑筋

毛幹

（真皮の）乳頭層：表皮の近くにある

表皮

マイスナー小体：軽い接触を感知する

エポクリン腺：コイルのような管状の汗腺。真皮にある

真皮

真皮の網状層

暑い気候下では、皮膚の血管叢が熱を放出して体を冷やす

知覚神経

細動脈

脂肪細胞

パチニ小体：振動を感知する

深筋膜：皮膚の下にある密度の高い結合組織

深筋膜の下に筋肉がある

皮膚に触れられると、毛包の知覚神経が毛の動きを検知する

皮膚の機能
- 外部環境（たとえば、水分損失、熱、放射線、微生物、物理的な摩耗）の危険から皮膚の下にある組織を守る
- 骨形成と細胞分裂や分化の調節に必要なビタミンDをつくる
- 体温調節にきわめて重要な役割を果たす
- 触覚、痛覚、温・冷覚のための重要な感覚器
- 顔の皮膚の動きは、社会的なコミュニケーション機能として重要だ

表皮の構造

表皮は上皮に属する表面の組織で、層構造になっている。表皮表面に近い複数の層は、**基底層**という表皮基部での細胞分裂によって、継続的に補充される必要がある。

新しい角化細胞（**ケラチノサイト**）は、基底層から皮膚表面へ進むに

つれて変化していく。細胞質内に**ケラチン**と呼ばれる丈夫なタンパク質が集まり、細胞膜が強化される。その後、角化細胞の核が消え、表皮の細胞は徐々に丈夫な死んだ細胞片へと変わり、擦り傷や刺し傷から皮膚の下の組織を守る。死んだ角化細胞は最終的に、はがれおちる。

手のひらや足の裏など、つねに物理的な摩耗にさらされている皮膚の領域では、死んだ細胞の層である表皮（**角質層**）がとくに厚く、丈夫になっている。

軽く触れられる感触を検知するメルケル盤や、痛みを検知する自由神経終末など一部の触覚の構造は、角化細胞のあいだにある。しかし、大半の皮膚感覚は真皮のより深い部分で検知される。

表皮にあるその他の細胞として、**メラニン細胞**（基底層の細胞の約10%～25%）がある。これはメラニン色素をつくり、それを角化細胞へ運ぶ。角化細胞の表面に集まったメラニンは、紫外線から皮膚を守る傘の役割を果たす。皮膚の色が濃い人は、各メラニン細胞のなかにあるメラニン色素の色が濃くて数も多く、メラニン顆粒もたくさんあるが、メラニン細胞自体の数は、皮膚の色が薄い人と同じだ。

角質層

角化細胞（ケラチノサイト）

有棘層の樹状細胞

基底層

メラニン細胞

触覚細胞と知覚神経終末

免疫機能
皮膚には、有棘層(ゆうし)に散らばる**樹状細胞**という免疫機能もある。この樹状細胞は表皮に侵入してきた異種タンパク質をからめとって、皮膚からいちばん近いリンパ節へと移動する。リンパ節では、さまざまな異種細胞や異種タンパク質をもつウイルスに対して免疫応答を開始する。

細胞の種類

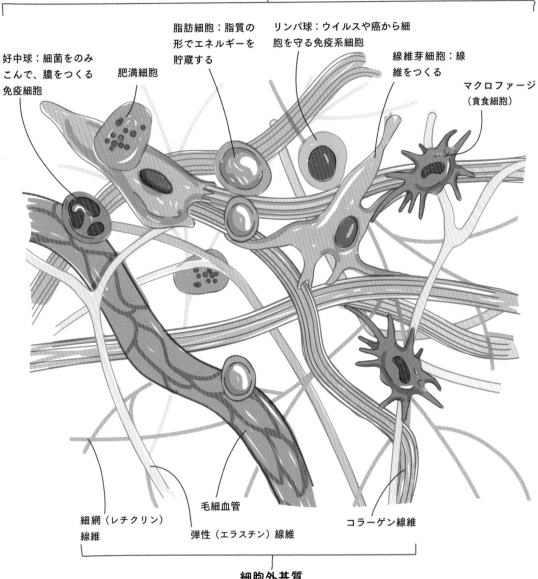

脂肪細胞：脂質の
形でエネルギーを
貯蔵する

リンパ球：ウイルスや癌から細
胞を守る免疫系細胞

好中球：細菌をのみ
こんで、膿をつくる
免疫細胞

肥満細胞

線維芽細胞：線
維をつくる

マクロファージ
（貪食細胞）

細網（レチクリン）
線維

毛細血管

弾性（エラスチン）線維

コラーゲン線維

細胞外基質

真皮

真皮は、表皮の下の深い層にある。表皮に近い乳頭層とより深い網状層に分けられる。

真皮は、**線維芽細胞**（せんいが）とそれらの線維産物である**コラーゲン**、**レチクリン**、**エラスチン**がたっぷり詰まった結合組織だ。

この組織には、外部からの侵入物を飲みこむ**マクロファージ**や、アレルギー性反応を調整する**肥満細胞**、血管がある。

真皮にも、多くの感覚器がある。たとえば、痛みや温度を感知する自由神経終末、軽い触圧や識別

的触圧を感知する球状のマイスナー小体と、振動を検知するタマネギ状のパチニ小体などがある。

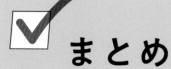

✓ まとめ

核

核膜に囲まれたクロマチンと核小体（仁）がある。

細胞骨格

ミクロフィラメント、中間径フィラメントと微小管からなる。

細胞膜

リン脂質の二重の層。受容体や通路（チャネル）になるタンパク質が埋めこまれている。

細胞の構造

リソソームとペルオキシソーム

不要物や毒物を除去する。

リボソームと粗面小胞体

タンパク質をつくる。粗面小胞体はタンパク質を輸送する。

滑面小胞体

細胞内で脂質を代謝する。

細胞と皮膚の構造

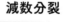

減数分裂

卵巣と精巣内で配偶子をつくる。

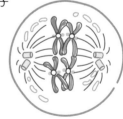

細胞分裂

有糸分裂

分裂前期、中期、後期、終期という4期がある。

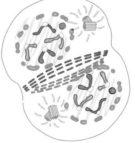

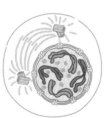

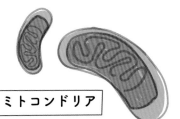

ミトコンドリア

細胞エネルギーの
発電所。

ゴルジ体

粗面小胞体の産物を
包装（パック）する。

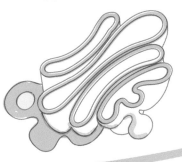

真皮

結合組織の乳頭層と網
状、血管、免疫細胞、
感覚細胞がある。

表皮

つねに有糸分裂が起
こり、角化細胞がつく
られ、細胞の入れ替え
が行なわれている。

皮膚

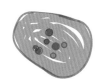

解剖学的用語

解剖学的な断面

3面：冠状面（前頭面）、水平
面（横断面）、矢状面。

解剖学的な方向

対になった用語：前／後、
上／下、外側／内側、吻側
／尾側、背側／腹側。

解剖学的正位

構造を説明するための
標準的な体位。

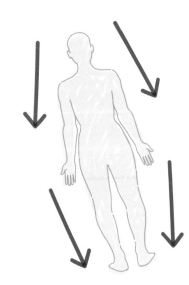

骨格と関節

　骨格系と、骨格をつなぐ関節は、身体の構造をしっかり支える枠組みであると同時に、カルシウムとリンなど身体に必須のミネラルの貯蔵場所でもある。

　頭部と体幹の軸骨格は、祖先の脊椎動物の身体構造に由来する配列になっているが、四肢（付属肢骨格）は体幹の派生物として発達した。

　骨は、ひな型の軟骨や膜内にカルシウム塩が蓄積されることによって成長する。

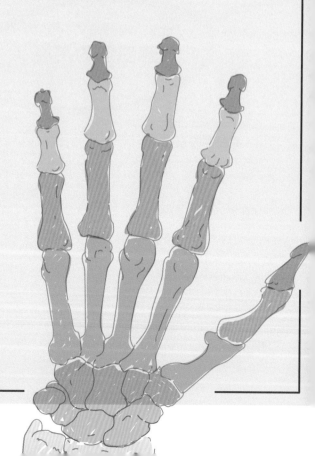

骨格の成り立ち

骨格は身体構造を支える枠組みで、繊細な内臓を守る。随意筋である骨格筋が付着することで梃子（てこ）の原理がはたらく。

骨格は、軸部分と付属部分に分けられる。**軸骨格**（図の青色部分）は、体の正中に位置し、頭蓋骨、舌骨（50〜51ページを参照）、脊柱、胸骨と12対の肋骨などからなる。

脊柱の下部にある骨のいくつかは、くっついて1つの仙骨（せん）になっている。

付属肢骨格は四肢の骨のことで、軸骨格に四肢帯でつながっている。

頭蓋骨は脳を保護して、顔面の構造を形づくる。

真肋（しんろく）：
第1〜第7肋骨

肋骨は肺や心臓をはじめ、上部腹部器官を保護している。肋骨が動いて肺に空気が出し入れされる。胸腔と腹腔を仕切る横隔膜が付着している。

脊柱は文字どおり、身体を支える柱でありながら柔軟性もある。椎骨は上から下へとだんだん大きくなる。

胸骨は胸の前部にあって、上から下へ順に胸骨柄（へい）、胸骨体、剣状突起という3つのパーツに分けることができる。

仮肋（かろく）：
第8〜第10肋骨

上肢は、上肢帯、上腕と前腕の長骨、手首と手の骨からなる。

仙骨は脊柱の一部で、5つの脊椎がくっついてできている。

浮遊肋（ふゆうろく）：
第11〜第12肋骨

下肢帯（骨盤）は体幹と下肢をつなぎ、内部器官（たとえば、膀胱、前立腺、子宮、卵巣、直腸と肛門）を保護する。

下肢は下肢帯、大腿と下腿の長骨、足と足指の骨からなる。

足と足指の骨

関節とその動き

骨と骨が出会う部分に関節はある。なかでもよく知られているのは、動きにかかわる関節だ。解剖学者は関節の動きに特別な名前を付けている。

関節を（たとえば、肘関節で上肢を）曲げるとき、解剖学的には、その動きを**屈曲**といい、関節をまっすぐにすることを、**伸展**という。身体の中心から四肢を離す動きは**外転**で、中心のほうへ寄せる動きは**内転**だ。手のひらを身体の中心に向けて回転させるときは**回内**、外側に向けて回転させる動きは**回外**という。

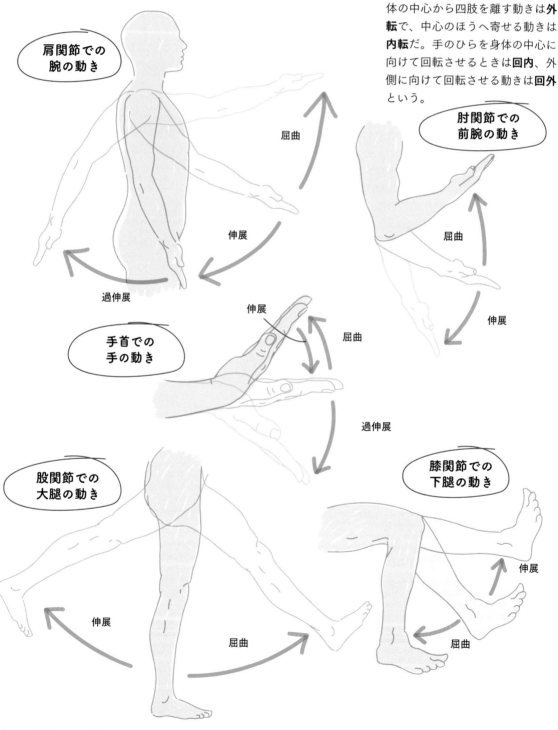

肩関節での
腕の動き

屈曲

伸展

過伸展

肘関節での
前腕の動き

屈曲

伸展

手首での
手の動き

伸展

屈曲

過伸展

股関節での
大腿の動き

膝関節での
下腿の動き

伸展

屈曲

伸展

屈曲

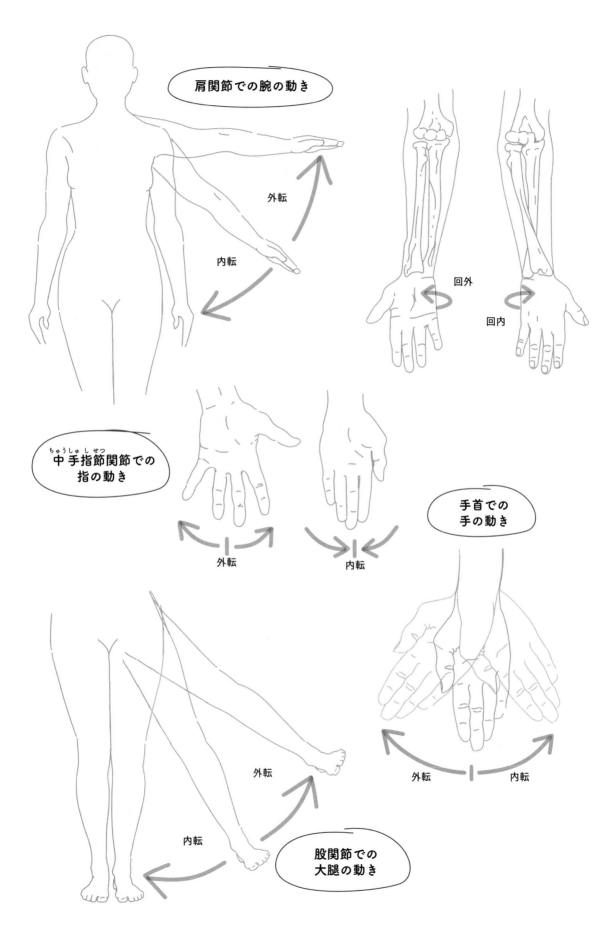

肩関節での腕の動き

外転

内転

回外

回内

中手指節関節での
指の動き
ちゅうしゅしせつ

外転

内転

手首での
手の動き

外転

内転

外転

内転

股関節での
大腿の動き

骨の構造

骨は、有機線維と分泌された細胞基質が石灰化してできた結合組織だ。いったん石灰化したあとも、材質が入れ替わり、筋肉から伝わる圧縮力や引張力などの機械的な力に反応してリモデリング（再構築）が行なわれる。

細胞レベルの構成要素として、**骨**に欠かせないのは、骨内の小さな穴（ハウシップ窩）にある成熟した骨細胞だ。骨には血液と神経が豊富に供給されている。骨への血液供給が絶たれると、骨は死に（無血管性壊死）、骨折が生じる。骨の外部の膜（骨膜）は痛みに対する感受性がとても高い。骨に癌ができると、それらを圧迫するためひどい痛みが起こる。

骨の発達と細胞

骨は、軟骨（軟骨内骨化）を足場としたり膜内（膜内骨化）に直接つくられたりする。長骨の多くは骨幹と両端にある軟骨（骨化中心）を足場にして形になっていく。

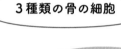

3種類の骨の細胞

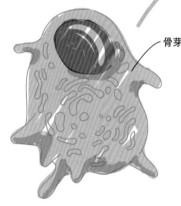

骨芽細胞

新しい骨は**骨芽細胞**によってつくられる。骨芽細胞は**類骨**（オステオイド）という骨の有機基質をつくる。カルシウム塩は類骨内に沈殿し、原始的な網状骨を形づくる。骨芽細胞は、類骨をつくりおえると、**骨細胞**になる。そして、それらの骨細胞によって骨が維持されていく。

骨細胞

長い突起を骨細管のなかに伸ばしている

もうひとつの重要な細胞は、骨を再吸収する**破骨細胞**だ。骨の形成と再吸収は相補的なプロセスで、物理的な力に反応して、骨形成と再吸収が繰りかえされ、骨は絶えず再構築される。骨は圧縮力がかかる長軸方向につくられ、圧がかからなくなるとその部位から取りのぞかれる。

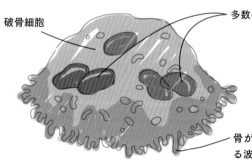

破骨細胞

多数の核を持つ

骨が再吸収される波状縁

長骨の構造

標準的な**長骨**（たとえば、大腿部の大腿骨）は、強さを最大にして、重さを最小にするためにチューブのような構造になっている。外側の壁は緻密質からなるが、内側は海綿質という網目のような**骨梁**をつくっている。

緻密質はとても密で、**オステオン、ハバース系**とも呼ばれている骨単位が、圧がかかりやすい骨の長軸方向に沿って並んでいる。**環状層板**が、血管と神経が収まっている**ハバース管**の周りを囲んでいる。

フォルクマン管は、隣接したハバース管同士をつなげ、骨の外側の骨膜や髄腔内面をおおう骨内膜へも血管を通す。

海綿骨（下記参照）は、長骨と不規則骨の内腔や、頭蓋の扁平骨の内部空間を占める。

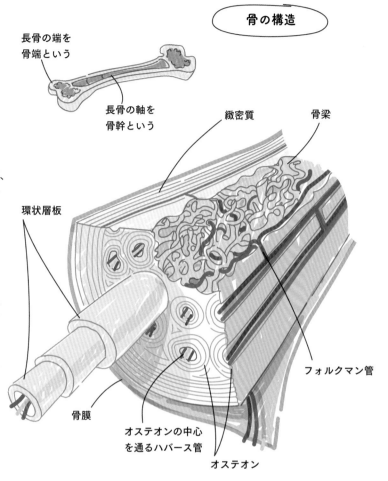

骨の構造

長骨の端を骨端という

長骨の軸を骨幹という

緻密質

骨梁

環状層板

フォルクマン管

骨膜

オステオンの中心を通るハバース管

オステオン

骨の成長

骨は**骨端軟骨板**（成長軟骨板）のところで長くなる。骨端軟骨板は骨端にある帯状の軟骨だ。ここでは、細胞分裂によって新しい骨芽細胞と石灰化のための基質がつくられる。骨の径の増大は、骨膜の下に骨が蓄積されることによって起こる（付加成長）。骨の周縁が発達するにつれて、骨の重さと強度のバランスを最適化するために、骨の内部（髄腔側）では骨の除去も行われる。骨端軟骨板は子どものころに生じて、思春期後に消える。

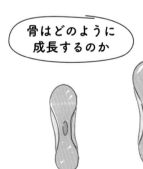

骨はどのように成長するのか

長骨になるまえの軟骨のひな型

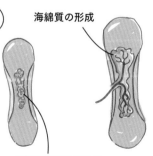

海綿質の形成

骨幹の軟骨内にある一次骨化中心で、骨形成が始まる

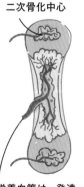

二次骨化中心

栄養血管は、発達していく骨組織に血液を供給する

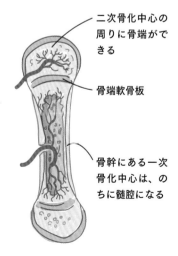

二次骨化中心の周りに骨端ができる

骨端軟骨板

骨幹にある一次骨化中心は、のちに髄腔になる

軸骨格の骨

軸骨格は頭部、頸部、体幹にあって付属肢骨格とつながる。胸部と上腹部の内臓を保護している。

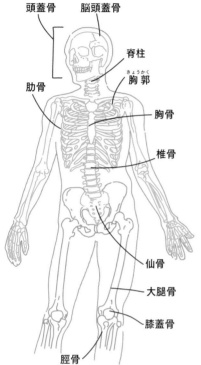

頭蓋骨　脳頭蓋骨

脊柱

肋骨　胸郭（きょうかく）

胸骨

椎骨

仙骨

大腿骨

膝蓋骨

脛骨

頭蓋骨

頭蓋は、顔面頭蓋と脳頭蓋にわけられる。顔面頭蓋骨は、**鼻骨**（び）、**頬骨**（きょう）、**涙骨**（るい）、**上顎骨**（じょうがく）、**下顎骨**で構成される。

十字縫合は、前頭骨と2つの頭頂骨が合うところで、乳児では大泉門と呼ばれる部分だ。

脳頭蓋骨には、頭蓋底の骨（**蝶形骨**（ちょうけい）、**篩骨**（し）、**側頭骨**および**後頭骨**）と頭蓋円蓋部の扁平骨（前頭骨と頭頂骨）がある。後頭骨の穴（**大後頭孔**（こう））を通じて脊髄と脳幹がつながっている。

頭蓋骨のくぼみの部分には、目や耳、鼻、舌などの主要感覚器が収容される。

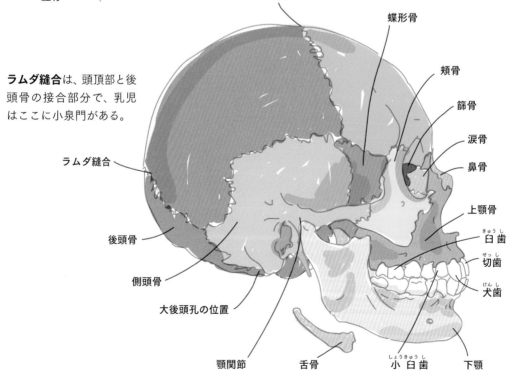

十字縫合（ブレグマ）

蝶形骨

頬骨

篩骨

涙骨

鼻骨

上顎骨

臼歯（きゅうし）

切歯（せっし）

犬歯（けんし）

ラムダ縫合は、頭頂部と後頭骨の接合部分で、乳児はここに小泉門がある。

ラムダ縫合

後頭骨

側頭骨

大後頭孔の位置

顎関節

舌骨

小臼歯（しょうきゅうし）

下顎

眼窩は、骨のくぼみで、眼球（139ページの図を参照）とこれを動かす外眼筋が収まる。

内耳は、耳の奥深くにある岩のように固い側頭骨岩様部内に保護されている。この骨が高密度なおかげで、内耳から離れた場所で発生した外来音が響き、ちょうどいい具合に聴こえるようになっている。

鼻の嗅覚領域は、鼻腔の天井に位置する篩骨にある。

味覚受容器はおもに舌にある。舌は下顎骨と上顎骨で保護されている。

上顎骨と下顎骨には、それぞれに弓のように弧を描きながら一列に並ぶ歯（通常は成人で32本）が生えている。成人の歯を上下左右で四等分すると、各四分円には切歯2本、犬歯1本、小臼歯2本、臼歯3本がある。

下顎骨は、両端で側頭骨とつながって**顎関節**をつくる。この関節のおかげで、口を開閉したり、顎を突きだしたり、引いたりできるし、左右にも動かせる。

脊柱は**椎骨**と呼ばれている一連の26の不規則骨からなる。椎骨は頭蓋底から臀部へ向かうにつれ大きくなり、頸部（頸椎）7椎、胸部（胸椎）12椎、腰部（腰椎）

5椎、胴体の下部（仙椎は癒合して仙骨を形成している）5椎に区分される。さらに仙骨の下には、尻尾の痕跡である小さな複数の骨（尾骨）がある。

第2頸椎は軸椎という。そのうえの第1頸椎は環椎といい、この2つの骨で頭の回旋が可能になる

環椎とも呼ばれる第1頸椎は、頭蓋底の後頭部に関節でつながっていて、うなずく動きが可能になる

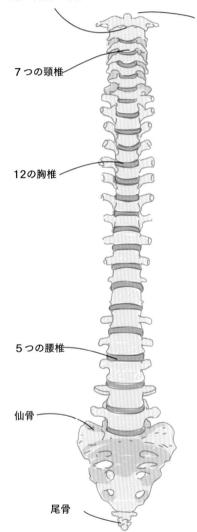

7つの頸椎

12の胸椎

5つの腰椎

仙骨

尾骨

舌骨は、気道を保護する

舌骨は、頸部の重要な骨だ。舌や喉の筋肉がついて、深く息を吸ったときに、気道が潰れないようにしている。法医学者は**絞扼**〔絞め殺されること〕の証拠として、舌骨が折れていないか確認する（舌骨の位置は50ページの図を参照）。

肋骨と胸骨

12対の肋骨と胸骨によって胸部の重要な臓器は守られている。

胸骨は胸部の前面にある平らな骨で、胸骨柄、胸骨体と剣状突起に分かれる。剣状（xiphoid）という言葉は、この骨の刀剣のような

形にちなんでいる。ギリシャの重装歩兵がもっていた剣「xiphos」に由来する（45ページを参照）。

第1～7肋骨は真肋といい、軟骨で胸骨につながっている。

第8～10肋骨は仮肋といい、真肋の軟骨を介して、胸骨に間接的につながっている。

第11、第12肋骨は浮遊肋といい、胸骨とは直接的にも間接的にもつながっていない。

上肢の骨

上肢の骨は、肩に相当する上肢帯と腕から先の部分に分けられる。

上肢帯

上肢帯は、肩甲骨と鎖骨からなる。

鎖骨は、胸骨柄との関節（胸鎖関節）を介して軸骨格に直接つながっている。鎖骨と胸骨がつながるこの部分を基点にして、肩甲骨と上肢が自由に動かせる。

腕と上腕骨

上腕骨は腕の骨で、近位端は肩甲骨とつながり、遠位端は前腕の橈骨と尺骨とにつながっている。

上腕骨の骨頭部分は、関節のくぼみ（関節窩）のなかで制限なく動かせるようになっているので、腕を骨頭部より高く挙げることができる。

上腕骨の遠位端と尺骨との関節は、肘関節の屈曲と伸展だけができる蝶番タイプの関節だ。

上腕骨と橈骨のあいだの関節面は、橈骨が長軸方向に回転できるようになっているので、（肘関節の屈曲時でも伸展時でも）前腕を回旋させることができる。

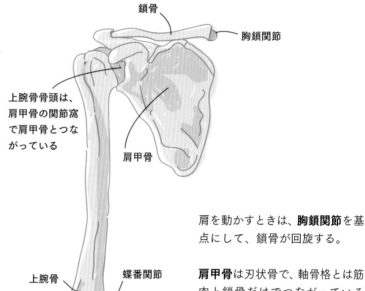

鎖骨

胸鎖関節

上腕骨骨頭は、肩甲骨の関節窩で肩甲骨とつながっている

肩甲骨

上腕骨

蝶番関節

尺骨

橈骨

肩を動かすときは、**胸鎖関節**を基点にして、鎖骨が回旋する。

肩甲骨は刃状骨で、軸骨格とは筋肉と鎖骨だけでつながっている。肩甲骨の上外側には楕円のくぼみ（関節窩）があって、上腕骨の骨頭部と連結している。

蝶番関節は、上腕骨と尺骨のあいだにある。

前腕：橈骨と尺骨

前腕の**橈骨**と**尺骨**は筋肉と膜と靭帯でつながっている。だから、橈骨は尺骨を軸にして回旋することができる。

手は橈骨の骨端につながっているので、橈骨の回旋によって手のひらを後方（回内）に向けたり、前方（回外）に向けたりできる（図の矢印の動き）。

手首と手

手根部には、手根骨が4列2段に並んでいる。近位の段には、**舟状骨**、**月状骨**、**三角骨**と**豆状骨**がある。遠位の段には、大菱形骨、小菱形骨、有頭骨と有鉤骨がある。手首の楕円関節は、橈骨の遠位端と舟状骨と月状骨のあいだにある。この関節があることで、手首を屈曲・伸展したり、手を身体の中心のほうへ曲げたり（内転）、またはその反対側へ曲げたり（外転）できる。

指

指の骨は、**指節骨**という。

第1指とは親指のことで、基節骨と末節骨の2つの指節骨がある。

第2指～第5指には、基節骨、中節骨、末節骨の3つの指節骨がある。

指節骨のあいだの関節（**指節間関節**と呼ばれている）は、蝶番関節だ。基節骨と中手骨のあいだの**中手指節関節**は顆状関節で、屈曲／伸展と指の開閉（外転／内転）も可能だ。

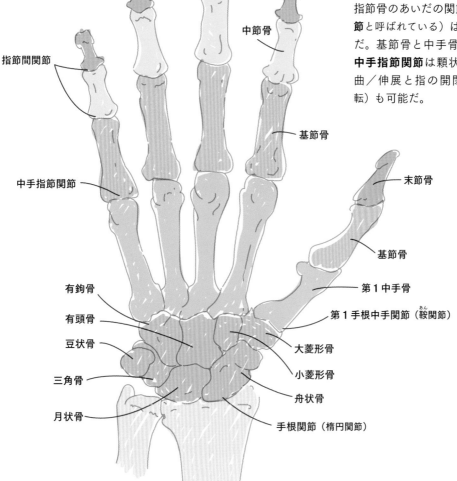

末節骨

中節骨

指節間関節

基節骨

中手指節関節

末節骨

基節骨

第1中手骨

有鉤骨

有頭骨

豆状骨

三角骨

月状骨

第1手根中手関節（鞍関節）

大菱形骨

小菱形骨

舟状骨

手根関節（楕円関節）

手首の骨折
橈骨遠位端や舟状骨の骨折は、転倒したときに地面に手をつくことでよく起こる。細長い舟状骨がそのくびれ部分で折れて、骨の2分の1が無血管性壊死になることがある。

手のひら（手掌）

手のひらは、5本の中手骨（手根骨の遠位列でつながる）で形成される。**第1手根中手関節**は、親指の第1中手骨と大菱形骨のあいだの関節だ。

大菱形骨は、とくに人間の手の機能にとって重要だ。この骨によって、親指を回旋させて、L字を作るように手のひらから起こすことができる。この鞍関節のおかげで、その親指をほかのすべての指と向かい合わせにして動かせる（親指の腹をほかの指の腹を合わせることができる）。

下肢の骨

下肢の骨は、骨盤の一部である下肢帯と脚に分けられる。2つの寛骨とひとつの仙骨がひじょうに安定した骨盤の輪をつくっている。骨盤は体重を支え、柔らかい骨盤臓器を保護している。〔仙骨は骨盤の一部であるが、下肢ではなく軸骨格の骨である〕

下肢帯と骨盤

下肢帯を構成する骨は寛骨といい、胎児から新生児期に3つの骨（**恥骨**、**腸骨**、**坐骨**）が癒合して1つになったものである。

骨盤を意味する「pelvis」はもともと「バケツ」や「鉢」を意味するラテン語で、一対の寛骨〔つまり下肢帯〕と仙骨が合わさって鉢のような形になっていることに由来している。

寛骨をつくっている3つの骨は接合してカップ状の**寛骨臼**（股関節窩）を形成し大腿骨頭とつながる。

恥骨はもういっぽうの恥骨と正中でつながっている。これを**恥骨結合**という。

仙骨は左右の寛骨に挟まれるようにして、それらとつながっている。

腸骨は仙骨と**仙腸関節**でつながっている。密度の高い靭帯が仙

腸関節を固定していて、それがゆるむのはたいてい、妊娠後期に産道をできるだけ広げて柔軟にする必要があるときだけである。

3つの骨が癒合して寛骨ができるまで、それらの骨の隙間はY字型に軟骨で埋められている。これはメルセデス社のロゴみたいな形をしている。

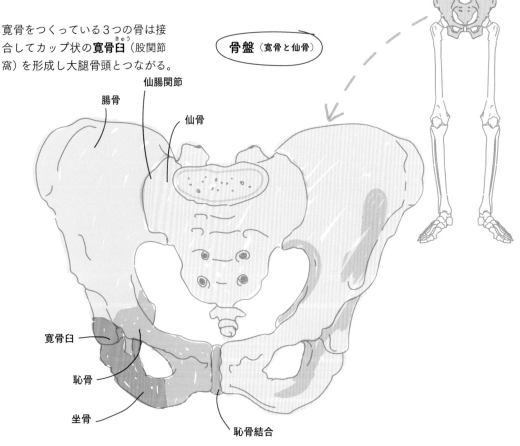

骨盤 （寛骨と仙骨）

仙腸関節

腸骨

仙骨

寛骨臼

恥骨

坐骨

恥骨結合

大腿と下腿の骨

大腿部の骨を**大腿骨**という。

膝蓋骨は、種子骨という骨で、大腿前方の大腿四頭筋の腱に埋めこまれるようにして存在する。

脛骨は、体重を支えている下腿の骨。脛骨近位端には、大腿骨顆を受けとめる2つの平坦な関節面があり、その中央に靭帯付着部の**顆間隆起**（かかんりゅうき）がある。脛骨遠位端には**内果**（内くるぶし）と呼ばれるコブが、足首の内側にある。

腓骨と脛骨は、くるぶし部分の骨（距骨）とつながり、**距腿関節**（きょたい）の上面部を形成している。

大腿骨頭の近位端は寛骨臼と臼関節でつながっている。股関節は肩関節より可動域は小さいけれども、3軸、つまり屈曲／伸展、外転／内転と回旋運動がある程度可能だ。

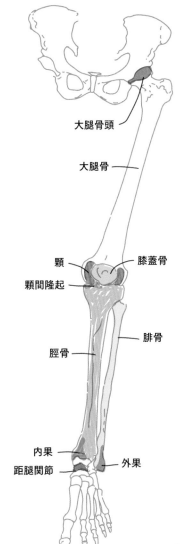

下肢骨

大腿骨頭
大腿骨
顆
膝蓋骨
顆間隆起
腓骨
脛骨
内果
距腿関節
外果

大腿骨遠位端には、1対の顆（か）がある。これらの顆は膝関節で、下腿の骨のひとつ（脛骨）と膝蓋骨とにそれぞれつながっている。

腓骨（ひ）は下腿の外側にあるが膝関節面には含まれない。近位端も遠位端も脛骨とつながっている。遠位端は**外果**（がいか）を形成している。それは足首の外側にある。

足と足指

足の近位部には、**距骨**、**踵骨**（しょう）、舟状骨、立方骨、**中間楔状骨**（けつじょう）、外側楔状骨、内側楔状骨という7つの足根骨がある。足のさらに遠位には、5つの中足骨がある。体重は、距骨と踵骨を通して地面へと伝わるが、舟状骨、楔状骨、中足骨を通じて前方の親指底部へも伝わる。

足の指（趾）は、手の指のように趾節骨からなる。親指（第1趾）（し）には、基節骨と末節骨、2つの**趾節骨**がある。

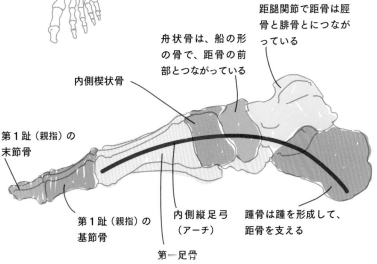

舟状骨は、船の形の骨で、距骨の前部とつながっている

内側楔状骨

第1趾（親指）の末節骨

第1趾（親指）の基節骨

第一足骨

内側縦足弓（アーチ）

距腿関節で距骨は脛骨と腓骨とにつながっている

踵骨は踵を形成して、距骨を支える

第2〜5趾は、それぞれ3つの趾節骨がある（末節骨、中節骨、基節骨）。

大部分の体重は踵骨の粗面（丸い

でっぱり）で地面に伝わる。これは踵の骨にあたる。第1中足骨、内側楔状骨、舟状骨、距骨と踵骨は足の内側縦足弓を形成する。これが潰れると扁平足になる。

人体の関節

2つ以上の骨が接するところを関節という。2つの骨のあいだをつなぐ物質（線維組織、軟骨または滑液）によって関節は線維性関節、軟骨性関節、滑膜性関節に分けられる。

線維性関節

線維性関節は、通常はほとんど、あるいはまったく動かない。動かない関節を不動関節と呼んだりもする。頭蓋骨の骨のあいだや（**縫合線**という）、歯と顎のあいだ（**釘植**関節という）がこれにあたる。

釘植関節は歯の周りの**歯周靭帯**でつくられる。これが錨のように上顎骨や下顎骨に歯をしっかりとつなぎとめる。

縫合線の継ぎ目には緻密な線維組織があり、骨の合わせ目は嵌め込み構造のようになっているので、頭蓋の複数の骨が1つに固定される。

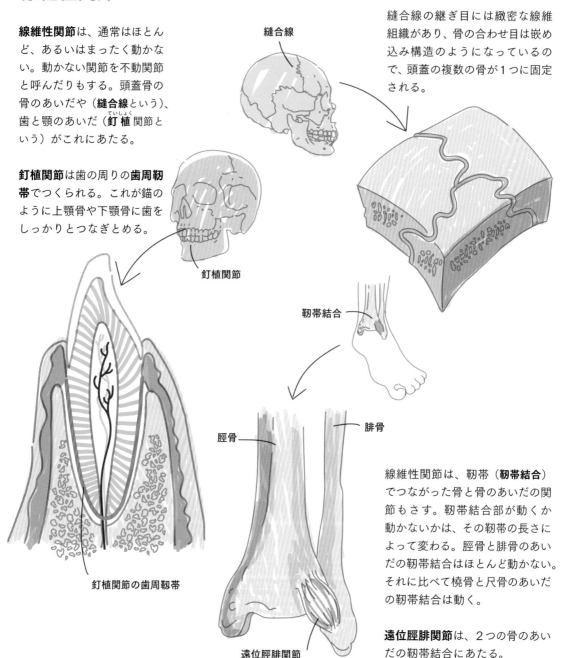

縫合線

釘植関節

靭帯結合

脛骨

腓骨

釘植関節の歯周靭帯

遠位脛腓関節

線維性関節は、靭帯（**靭帯結合**）でつながった骨と骨のあいだの関節もさす。靭帯結合部が動くか動かないかは、その靭帯の長さによって変わる。脛骨と腓骨のあいだの靭帯結合はほとんど動かない。それに比べて橈骨と尺骨のあいだの靭帯結合は動く。

遠位脛腓関節は、2つの骨のあいだの靭帯結合にあたる。

軟骨性関節

軟骨性関節では、骨と骨が軟骨でつながっている。軟骨性関節には軟骨結合と線維軟骨結合の2タイプがある。

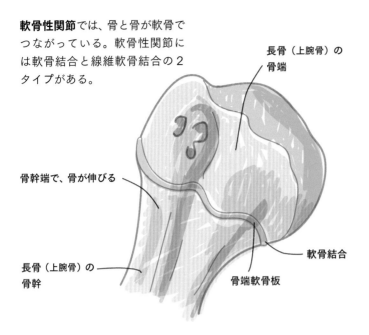

長骨（上腕骨）の
骨端

骨幹端で、骨が伸びる

長骨（上腕骨）の
骨幹

骨端軟骨板

軟骨結合

2つの骨（または骨化中心）が硝子質（ガラスみたいに半透明の）軟骨でつながっているものを**軟骨結合**という。**骨端軟骨板**がいい例だ。これは骨の成長領域で、思春期を終えるころに消える。

2つの骨が線維軟骨でつながっているものを**線維軟骨結合**という（右の**椎間関節**を参照）。線維軟骨結合は椎骨（椎間板）のあいだや骨盤の恥骨のあいだ（**恥骨結合**）に見られる。

椎間板は、靭帯に
取り囲まれている

椎間関節

椎間板

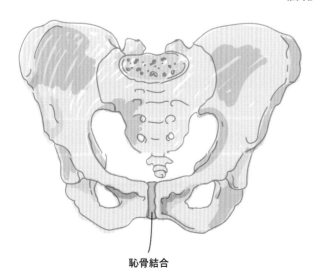

恥骨結合

線維軟骨結合が見られる関節は、強いがいくらかの柔軟性があり、わずかに動く。妊娠後期には、リラキシンホルモンによって恥骨結合の柔軟性が高まり、産道が広がる。

滑膜性関節

滑膜性関節は、形状と可動域で分類されることが多い。滑膜性関節の安定性は、関節面の整合（どの程度フィットしているか）、関節を補強している靭帯の状態、関節をまたぐ筋の緊張の程度に左右される。だからこそ、関節不安定症や、損耗による骨関節炎などが起こらないように、充分な筋力を保つのが大切だ。

滑膜性関節の特徴

・関節面が硝子質の（ガラスみたいに半透明の）なめらかな**関節軟骨**になっていて、圧縮力を吸収する
・関節腔（または滑膜腔）が滑液に満たされているおかげで、摩擦が最小限に抑えられている
・線維組織（線維膜）からなる**関節包**に囲まれて、関節が安定している
・滑膜が、関節包の内側をおおい、関節内を満たす**滑液**をつくる
・ねばり気のある滑液自体は、粘度でいうと生卵の白身と似ている。滑液は関節面の潤滑剤になる
・関節を補強する靭帯は、通常は関節包の外側にある（関節包外靭帯）が、関節包内にある靭帯もある（関節包内靭帯）
・関節のそばには液体が詰まった滑液包がある。これは関節腔とつながっていることもある
・神経が豊富にあり、関節の痛みを検知したり、関節の伸びを監視したりしている

滑膜性関節

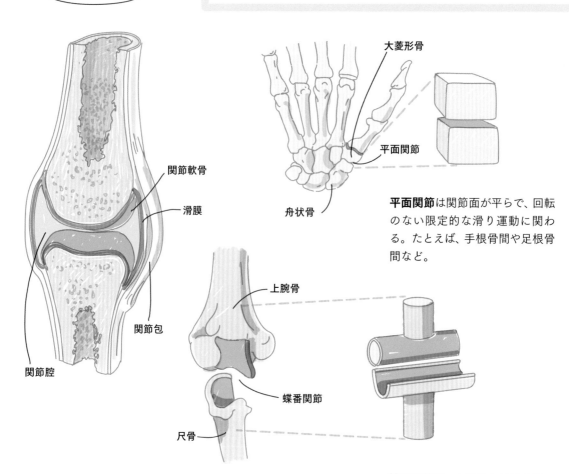

関節軟骨
滑膜
関節包
関節腔

大菱形骨
平面関節
舟状骨

平面関節は関節面が平らで、回転のない限定的な滑り運動に関わる。たとえば、手根骨間や足根骨間など。

上腕骨
蝶番関節
尺骨

蝶番関節は、上腕骨と尺骨のあいだや、手足の指節骨間などにあり、単軸の屈曲と伸展のみが可能。

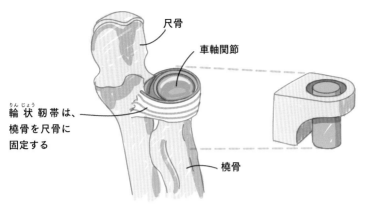

尺骨

車軸関節

輪状靭帯は、
橈骨を尺骨に
固定する

橈骨

車軸関節では、動かないいっぽうの骨に対して、もういっぽうが車軸のように回転する（例：遠位／近位橈尺関節）。

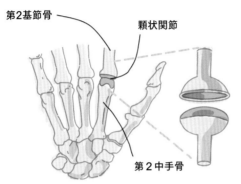

第2基節骨

顆状関節

第2中手骨

顆状関節は、2軸の動き、つまり屈曲／伸展と外転／内転を可能にする（例：中手指節関節）。

鞍関節の表面は、鞍を2つはめこんだような形をしている。これによって、屈曲／伸展と外転／内転など2軸の動きと回旋が可能になる（例：第1手根中手関節）。

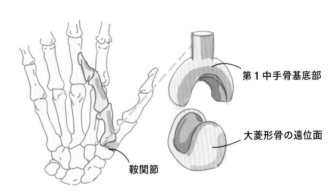

第1中手骨基底部

大菱形骨の遠位面

鞍関節

球（あるいは臼）関節は、屈曲／伸展と外転／内転、回旋など、多軸的な動きが可能だ〔肩関節は球関節、股関節は臼関節と呼ぶ〕。

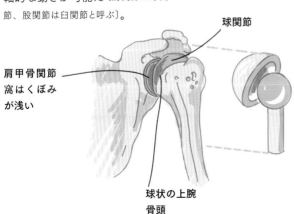

球関節

肩甲骨関節
窩はくぼみ
が浅い

球状の上腕
骨頭

膝関節

関節のなかには、ここで説明した分類に入らないものもある。たとえば、膝関節は双顆関節といい、膝の曲げ伸ばしができるようになっている。おもに屈曲と伸展が可能で、外転／内転はまったくできないが、回旋は少しできる。

まとめ ✓

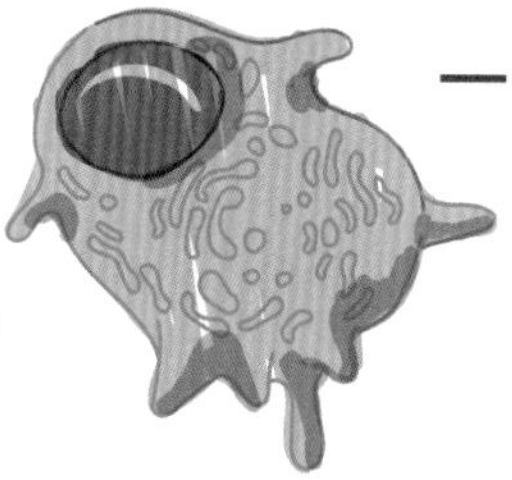

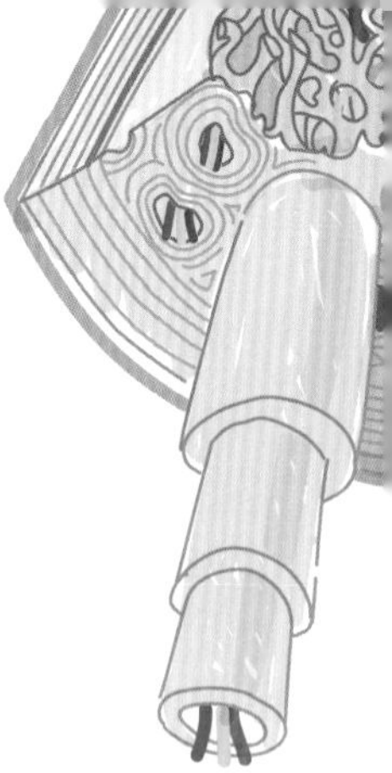

骨の細胞
骨芽細胞、骨細胞、破骨細胞がある。

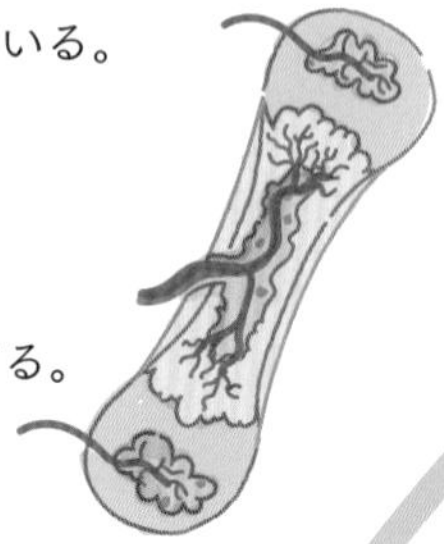

骨の発達
骨は軟骨内や膜内でつくられる。

長骨の構造
強さを最大にして、重さを最小にするためにチューブのように空洞のある構造になっている。

骨の構造

骨の成長
骨端軟骨板で骨は成長する。

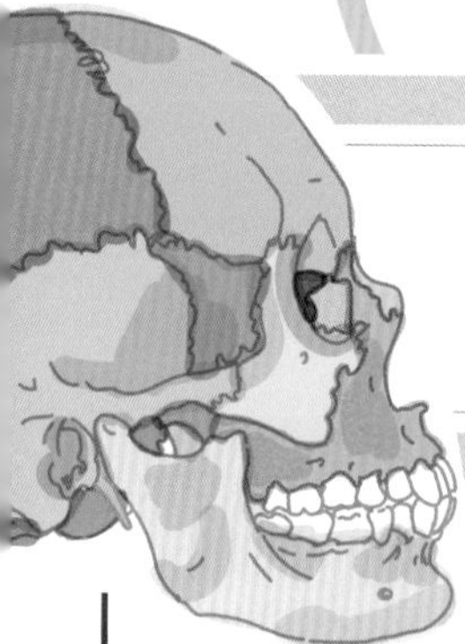

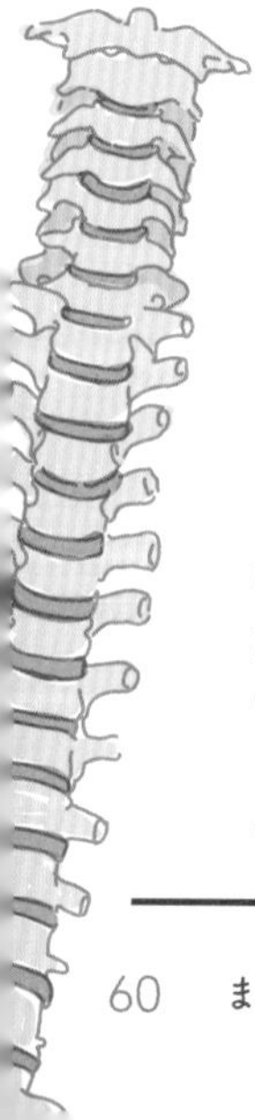

骨格と関節

頭蓋の骨
頭蓋は、顔面骨と頭蓋骨にわけられる。

軸骨格の骨

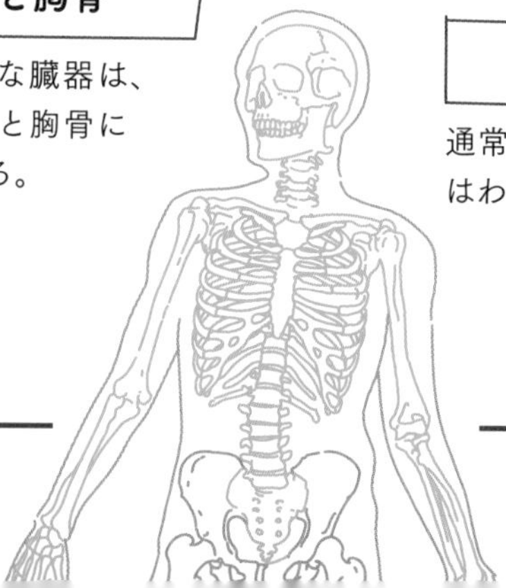

軟骨性関節
軟骨で骨をつなげた関節。

脊柱
椎骨と呼ばれている一連の26の不規則骨からなる。椎骨は頭蓋底から尾骨に向かってだんだん大きくなる〔尾骨はふたたび小さくなる〕。

肋骨と胸骨
胸部の重要な臓器は、12対の肋骨と胸骨に守られている。

線維性関節
通常はまったく、またはわずかしか動かない。

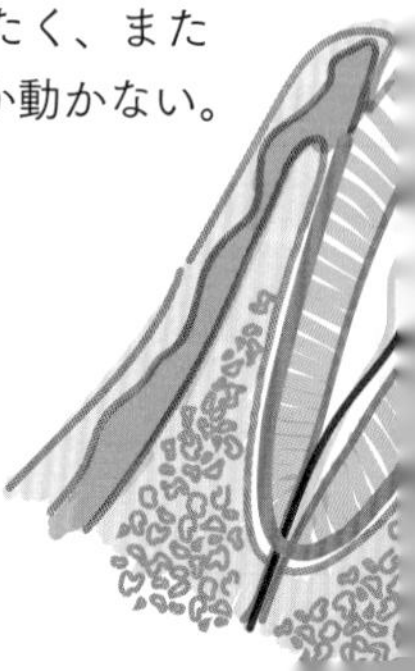

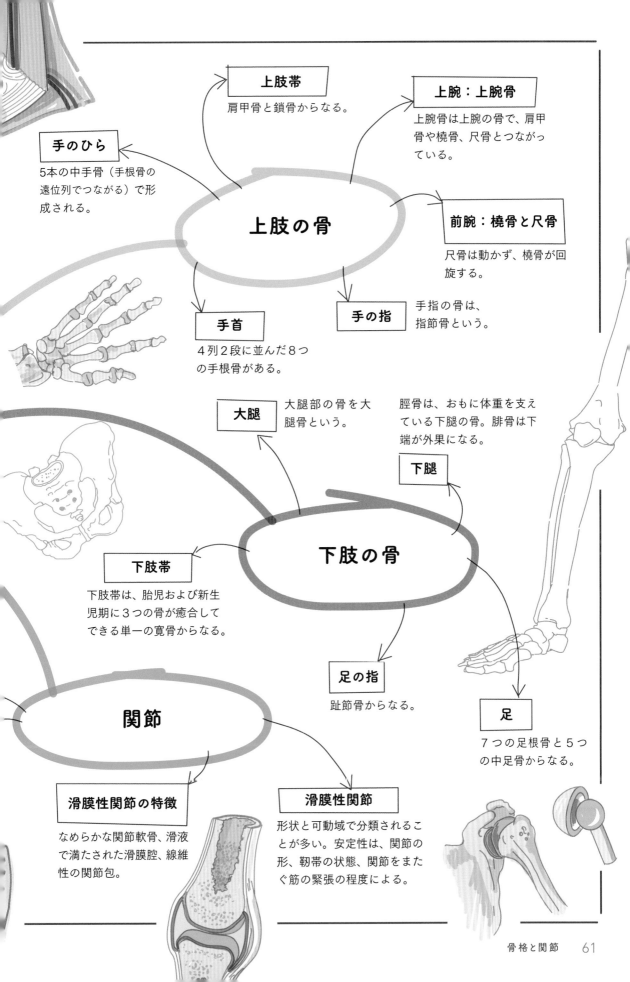

上肢の骨

上肢帯
肩甲骨と鎖骨からなる。

上腕：上腕骨
上腕骨は上腕の骨で、肩甲骨や橈骨、尺骨とつながっている。

手のひら
5本の中手骨（手根骨の遠位列でつながる）で形成される。

前腕：橈骨と尺骨
尺骨は動かず、橈骨が回旋する。

手首
4列2段に並んだ8つの手根骨がある。

手の指
手指の骨は、指節骨という。

下肢の骨

大腿
大腿部の骨を大腿骨という。

脛骨は、おもに体重を支えている下腿の骨。腓骨は下端が外果になる。

下腿

下肢帯
下肢帯は、胎児および新生児期に3つの骨が癒合してできる単一の寛骨からなる。

足の指
趾節骨からなる。

足
7つの足根骨と5つの中足骨からなる。

関節

滑膜性関節の特徴
なめらかな関節軟骨、滑液で満たされた滑膜腔、線維性の関節包。

滑膜性関節
形状と可動域で分類されることが多い。安定性は、関節の形、靱帯の状態、関節をまたぐ筋の緊張の程度による。

筋 系

　筋系は身体の動きを生みだす。これは横紋筋という随意筋が骨格につながっているおかげだ。体幹の筋は、等尺で（つまり、同じ長さを保ったまま）収縮して、立ったり座ったりするとき、姿勢を維持する。

　体壁の筋は、胸腔や腹腔の繊細な内臓器官を守り、肺換気や排尿・排便など、なくてはならない体内の機能を助ける。

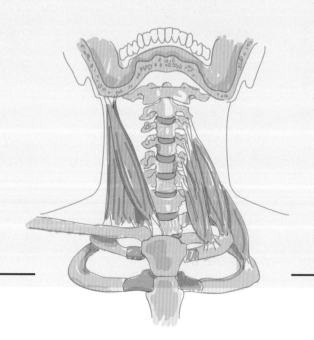

腱はいかにして、筋と骨をつなげているのか？

骨格筋はひとつ以上の筋腹からなり、少なくともふたつの腱で骨につながっている。内側または近位で筋が骨とつながっているほうを起始点という。遠位または外側でつながっているほうを停止点という。

筋の収縮による関節運動は梃子の原理で説明できる。梃子の原理は第1～第3まで3タイプあり、これらが人体でも見られる。

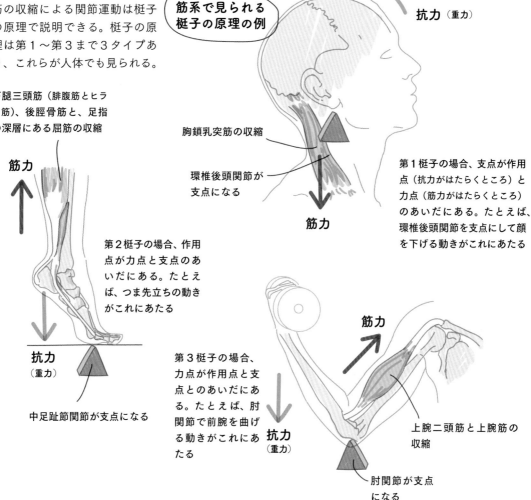

筋系で見られる梃子の原理の例

下腿三頭筋（腓腹筋とヒラメ筋）、後脛骨筋と、足指の深層にある屈筋の収縮

筋力

第2梃子の場合、作用点が力点と支点のあいだにある。たとえば、つま先立ちの動きがこれにあたる

抗力（重力）

中足趾節関節が支点になる

抗力（重力）

胸鎖乳突筋の収縮

環椎後頭関節が支点になる

筋力

第1梃子の場合、支点が作用点（抗力がはたらくところ）と力点（筋力がはたらくところ）のあいだにある。たとえば、環椎後頭関節を支点にして顔を下げる動きがこれにあたる

第3梃子の場合、力点が作用点と支点とのあいだにある。たとえば、肘関節で前腕を曲げる動きがこれにあたる

抗力（重力）

筋力

上腕二頭筋と上腕筋の収縮

肘関節が支点になる

骨にくっついている腱の付着部は、骨自体と同じ、あるいは骨を上回る引っ張り強度が働く特殊な領域だ。腱はあまりに強力なので、筋がふいにぴんと張ると、腱に引っ張られて付着部位の骨が剥がれることがある。これを、**剥離**（または**裂離**）**骨折**という。

筋は、通常は筋腹を収縮させて、起始点と停止点をより近づけることで機能する。生じる実際の動きは、どちらの端が固定されているかによって異なる。たとえ

ば、直立して腕を下ろしているときは、上腕二頭筋を使って腕をもちあげて、手を頭の上まで挙げることができるし、手を床に付いて腕立て伏せをしているときは、同じ上腕三頭筋を使って、身体を床からあげることができる。

頭部と顔面の筋

頭部と喉（のど）の筋には、顔面筋、咀嚼（そしゃく）筋（噛む筋肉）、外眼筋、そして軟口蓋（なんこうがい）・咽頭・喉頭の筋などがある。

顔面筋は、どのようにして顔面の皮膚を動かすのだろうか？

顔面筋は、表情筋としても知られている。この筋は顔の皮膚の真皮に少なくとも一か所でつながっていて、表情を変えられるようになっている。顔面筋を制御して

いるのは、脳幹から延びる顔面神経（脳神経CN7）だ。顔面筋には、目や口など顔の開口部の周りを囲むように円形になっているものもある。

顔面筋には、額（ひたい）の前頭筋や首の**広頚筋**のようにシート状の筋もあれば、**大頬骨筋・小頬骨筋**や**上唇挙筋**などのように小さな帯状の筋もある。

頬筋は、前頬の深部にある顔面筋で、食物を噛むとき、歯列の外側にこぼれないよう食物をまとめる。

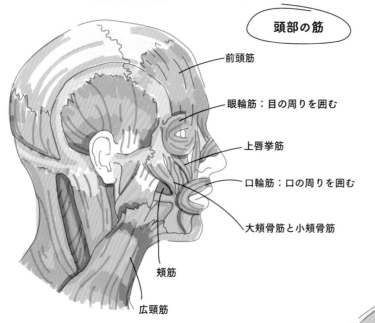

頭部の筋

- 前頭筋
- 眼輪筋：目の周りを囲む
- 上唇挙筋
- 口輪筋：口の周りを囲む
- 大頬骨筋と小頬骨筋
- 頬筋
- 広頚筋

側頭筋は、こめかみに筋腹がある。下顎を上後方へ引く作用がある

咀嚼筋

外側翼突筋は、下顎を前方に突きだす（前突）ときにはたらく

内側翼突筋は外側翼突筋とともに、下顎を突きだしたり、左右に動かしたりするときにはたらく

咬筋は、頬部の側面にあって、下顎を引っぱりあげる作用がある

外眼筋

外眼筋は眼球を動かす筋で、4つの直筋——**上直筋**、**内直筋**、**下直筋**、**外直筋**が眼球の周りに、それぞれ90度の位置にある。この筋によって眼球を上下、左右に動かせる。

<ruby>上<rt>じょう</rt></ruby><ruby>眼<rt>がん</rt></ruby><ruby>瞼<rt>けん</rt></ruby><ruby>挙<rt>きょ</rt></ruby>筋は<ruby>瞼<rt>まぶた</rt></ruby>を上げるときにはたらく。

2つの斜筋——**上斜筋・下斜筋**はそれぞれ、眼球を鼻側（内側）に向けながら、下方・上方に向けるはたらきがある。

外眼筋は、動眼神経や滑車神経や外転神経によって脳幹とつながっている。

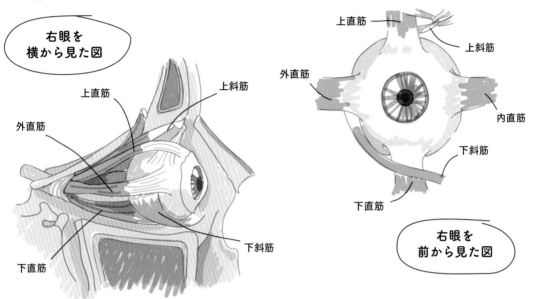

右眼を横から見た図

上直筋
上斜筋
外直筋
下斜筋
下直筋

右眼を前から見た図

上直筋
上斜筋
外直筋
内直筋
下斜筋
下直筋

舌、口蓋、咽頭

舌は筋でできた器官だ。**内舌筋**<rt>ないぜつきん</rt>は舌の形を変えるときに使う筋で、3次元的に配置されている。**外舌筋**<rt>がいぜつきん</rt>は舌の位置を変えるときに使う。

舌は、飲みこんだり、話したり、咀嚼のために口のなかで食物を動かしたりするときに重要な役割を果たす。舌筋の多くは、舌下神経によって脳幹とつながっている。

口蓋は、骨と筋でできた棚みたいなもので鼻腔と口腔を仕切っている。口蓋の筋はおもに迷走神経に制御されていて、何かを飲みこむときに鼻部との連結部を閉じる。

咽頭は、頭蓋底からぶら下がっている筋の管だ。迷走神経の制御下で咽頭が収縮すると、飲みこんだ食べ物が押されて**食道**を下っていく。

硬口蓋
軟口蓋（筋の部分）
口蓋
内舌筋
舌
咽頭
外舌筋

口腔と咽頭の矢状断面図

食道

頸部と体幹の筋

体幹筋は姿勢を維持し、頭部と胴体を曲げたり回旋したり、腹腔内や骨盤内の臓器を支えたりするほか、肺換気でも重要な役割を果たす。背中の筋は脊柱の下部まで達している。

頸部の筋

首の筋は、脊柱の前後にある。

脊柱の前の筋には、頭部を安定させたり、回旋させたりする**胸鎖乳突筋**や、肋骨をもちあげる**斜角筋**がある。

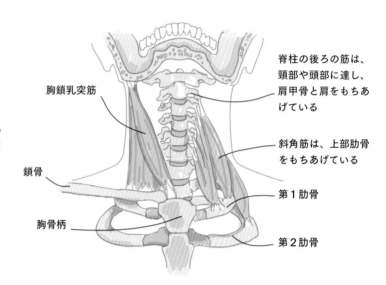

脊柱の後ろの筋は、頭部や頭部に達し、肩甲骨と肩をもちあげている

斜角筋は、上部肋骨をもちあげている

胸鎖乳突筋

鎖骨

胸骨柄

第1肋骨

第2肋骨

横隔膜

横隔膜は、吸息筋のなかでもとくに重要な筋だ。線維性と筋性の2成分からなるドーム型の膜で胸腔と腹腔を仕切っている。

横隔膜の中心部は線維性

下大静脈のための横隔膜の孔

食道のための横隔膜の孔

横隔膜の筋性部分

横隔膜は、筋収縮によってドームの頂点の位置が下がり、胸腔が下方へも広がる（肺がふくらむ）。また、重いものをもちあげるなど背筋を支えたいときや、咳、嘔吐、排便、出産時にも、腹圧を高める助けになる。

肋間筋

肋間筋は、隣りあった肋骨のあいだの空間を満たす。肺換気（吸気と呼気）を助けるために、それぞれ肋骨をもちあげたり、おろしたりする。横隔膜が収縮するときに肋間壁が引きこまれないようにする。

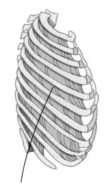

外肋間筋は、前下方に走行する

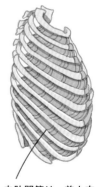

内肋間筋は、前上方に走行する

腹部の前方の筋

腹壁の筋は、内臓を保護して支えている。腹圧を上げて間接的に**横隔膜**をもちあげ、呼気をみちびく重要な呼息筋だ。またくしゃみや咳のときにも急激に収縮する。腹壁の筋の収縮によって腹圧が上がり、排便時に便が、嘔吐時には胃内容物が、出生時には胎児が押しだされる。

側面の腹壁筋は3層の筋で構成される——表層から深部へ順に**外腹斜筋、内腹斜筋、腹横筋**。

腹壁の前面には**腹直筋**（体幹の屈筋）がある。片側の外腹斜筋と内腹斜筋を収縮させると、そちらに胴体が傾く（側屈）。

いっぽうの外腹斜筋と、反対側の内腹斜筋を同時に収縮させると、その内腹斜筋のほうに上半身をひねることができる。

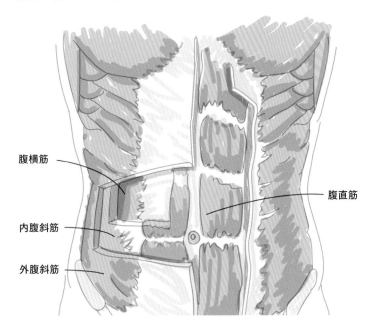

腹横筋

内腹斜筋

外腹斜筋

腹直筋

後腹壁の筋

腰方形筋は腸骨稜（腸骨の一部）から始まり、第12肋骨と腰椎に付着している。重要な姿勢筋で、体幹の側屈を助ける。

大腰筋は、腰椎から始まり、大腿骨に付着している。股関節で大腿を屈曲させるときに、はたらく。

腸骨筋は、腸骨窩から始まり、（大腰筋と同じ腱で）大腿骨に付着している。股関節で大腿を屈曲させるときに、はたらく。

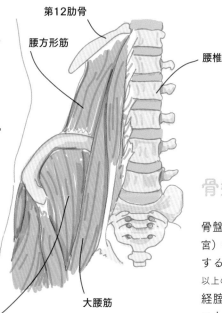

第12肋骨

腰方形筋

腰椎

大腰筋

腸骨筋

骨盤底の筋

骨盤底筋は骨盤内臓器（膀胱と子宮）を支え、尿と便の排出を制御する。骨盤底は、多胎妊娠〔2人以上の赤ちゃんを同時に妊娠すること〕や経腟分娩によって損傷を受けることがある。その結果、尿失禁や便失禁を起こす女性もいる。

上肢の筋

上肢の筋には、上肢の根元を取り囲んで上肢を動かす肩の筋、肘の屈筋と伸筋、前腕の筋、手の筋がある。

肩の筋

肩の筋は、三角筋、前方の胸筋群、後方の内側筋群——**広背筋**、**前鋸筋**（ぜんきょ）、**僧帽筋**（そうぼう）——と回旋筋腱板群（かいせんきんけんばん）に分けられる。

肩の丸みは**三角筋**によってつくられている。三角筋の前部の筋線維は上腕骨の屈曲に作用し、上部は上腕骨の外転に、後部は上腕骨の伸展に作用する。

僧帽筋は、肩甲骨と鎖骨をもちあげる

小胸筋は、肩甲骨を引きさげる

胸骨柄

烏口腕筋（うこうわん）は肩甲骨から上腕骨へとつながっていて、上腕骨の内転・屈曲に作用する

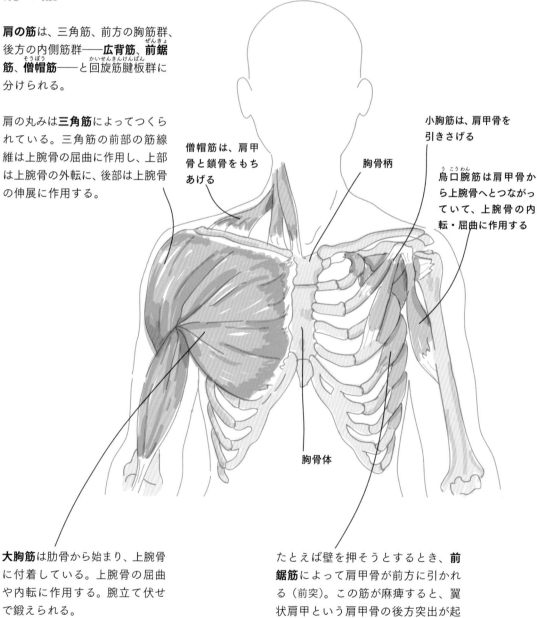

胸骨体

大胸筋は肋骨から始まり、上腕骨に付着している。上腕骨の屈曲や内転に作用する。腕立て伏せで鍛えられる。

たとえば壁を押そうとするとき、**前鋸筋**によって肩甲骨が前方に引かれる（前突）。この筋が麻痺すると、翼状肩甲という肩甲骨の後方突出が起きる。

回旋筋腱板は肩関節包の周辺についている。回旋筋腱板の筋には、棘上筋（腕の外転）や肩甲下筋（腕の内旋）、小円筋・棘下筋（腕の外旋）がある。

大円筋は回旋筋腱板には含まれていない。肩甲骨から上腕骨の骨幹につながり、上腕の伸展や内旋に作用する。

僧帽筋は、肩甲骨の上げ下げ、回転に作用する

広背筋は、強力な内転筋と伸筋でできていて、水泳時のダウンストロークや山を登ったりするときに使われる

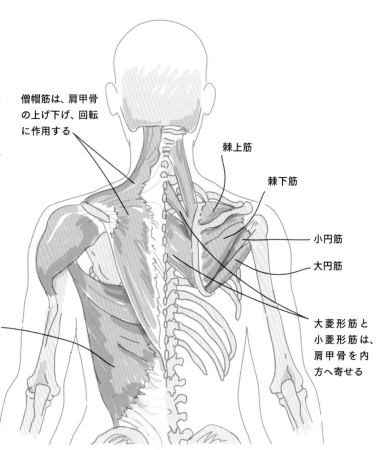

棘上筋

棘下筋

小円筋

大円筋

大菱形筋と小菱形筋は、肩甲骨を内方へ寄せる

肘関節の屈筋と伸筋

上腕前面の筋である**上腕二頭筋**と**上腕筋**は、肘関節の屈曲にはたらく。上腕二頭筋は肩関節もまたいでいて、腕の屈曲にも、はたらく。上腕二頭筋腱が橈骨に巻きついているため、前腕を回外する（手のひらを前方または上方に向ける）ときに、この筋が力強くはたらく。

上腕の後面の筋（**上腕三頭筋**）は、肘関節の力強い伸筋だ。この筋には3つの頭部があり、1つは肩甲骨（長頭）から、あとの2つが上腕骨（外側頭と内側頭）から始まって、尺骨の肘頭〔いわゆる肘鉄の部分、肘の頂点〕に付着している。

上腕二頭筋

上腕筋

上腕三頭筋

上腕の筋の前面の図

上腕の筋の後面の図

前腕と手の筋

前腕の筋は、つぎの2群に分類される――前腕の前面にある手首と手指の屈筋群と、後面にある伸筋群。

手の筋は、次の3群に分類される――小指球筋群、母指球筋群、中手筋群。

前腕の屈筋群には次の筋がある――浅指屈筋、深指屈筋、橈側手根屈筋、尺側手根屈筋と長母指屈筋。

小指球筋群：小指の根元にあって、小指の屈曲／外転時や、親指と向かいあう対立時にもはたらく。

浅指屈筋：近位指節間関節の屈曲に使われる。

橈側手根屈筋：前腕の橈側にある。手首関節の屈曲や外転時に、はたらく。

円回内筋：丸みのある表層の筋。前腕を回内する（手のひらを下方か後方に向けるために手をひねる）ときに、はたらく。

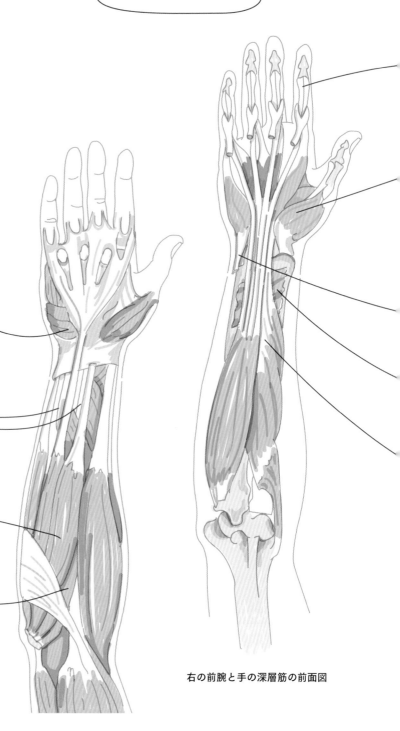

前腕と手の屈筋群

右の前腕と手の深層筋の前面図

右の前腕と手の表層筋の前面図

前腕と手の伸筋群

深指屈筋：遠位指節間関節（蝶番関節のひとつ）の屈曲に作用する。

母指球筋群：親指の根元にある。親指の屈曲、外転時にはたらき、ほかの指と向かいあわせる対立時にもはたらく。ほかの指と対立させられるというのは、親指の腹とほかの指の腹とを合わせられる機能的に重要な動きだ。

尺側手根屈筋：前腕の尺骨側にあって、手首関節の屈曲と内転時に、はたらく。

方形回内筋：四角い深層筋で、前腕を回内して（ひねって）手のひらを下方または後方に向けるときに、はたらく。

長母指屈筋：親指の指節間関節を屈曲させる。親指とほかの指で包むように握りしめる（握力把握）ときに重要な筋。

中手筋群：手のひら内部や中手骨間にある筋。骨間筋は指の外転および内転時にはたらき、指節間関節で指を伸展させながら中手指節関節を屈曲させるときにもはたらく。手のこの位置は、精密把握といって、たとえば針に糸を通すときなどの指使いに重要だ。

示指伸筋：示指（人さし指、第2指）を独立して伸展させるときに、はたらく。その他の指を屈曲させているときに、示指で指し示す（伸展させる）のに重要な筋だ。

長母指伸筋：親指の指節間関節の伸展に使われる。

短母指伸筋：親指の中手指節関節で、基節骨を伸展させたり、外転させたりするときに、はたらく。

小指伸筋：小指（第5指）を独立して伸展させるときに、はたらく。

総指伸筋：中手指節関節で第2～5指を伸展させるときに、はたらく。

長橈側手根伸筋と短橈側手根伸筋：手首の伸展や外転時に作用する。

腕橈骨筋：前腕のみを回内しているとき、肘関節の屈曲に作用する。

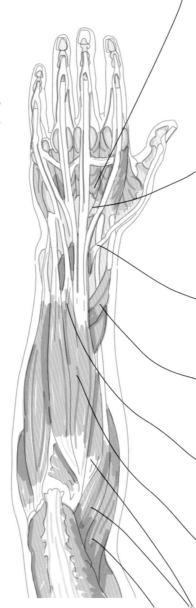

左の前腕と手の伸筋の後面図

下肢の筋

下肢の筋には臀部（腰部）、大腿部、下腿部、足部の筋を含む。これらの筋はおもに立ったり、登ったり、歩いたりするために使われ、手の筋ほど精密なコントロールはできない。

臀部の筋

臀部領域の筋は次の3層に分けられる。

中臀筋と小臀筋：歩くときの立脚期に、股関節を軸に大腿を外転させ、骨盤を支えるのに使われる。

大臀筋：階段をのぼるとき、股関節を伸展させるのに使われる。

深層の臀筋：股関節を軸に大腿を外旋させるときにはたらく。

・**梨状筋**
・**内閉鎖筋**と**外閉鎖筋**
・**双子筋**
・**大腿方形筋**

大腿の筋

大腿の筋には、前面の筋群、内側の筋群と後面の筋群がある。

前面の筋群

大腿四頭筋：大腿直筋、内側広筋、中間広筋、外側広筋。膝の伸展時にはたらく。

大腿直筋：四頭筋群のなかでいちばん前面にある。股関節をまたいでいるので、大腿の屈曲時にもはたらく。

縫工筋：股関節と膝関節をまたぐ筋。あぐらをかいて座るときに、両方の関節の屈曲に作用する。

内側の筋群：内転筋

恥骨筋：股関節で大腿を内転・屈曲させるときに、はたらく。

長内転筋、大内転筋、短内転筋：股関節で大腿を内転させるときに、はたらく。

薄筋：大腿の内転に作用する。

後面の筋群：ハムストリング

半膜様筋、半腱様筋、大腿二頭筋：いずれも股関節と膝関節をまたぐ。股関節で大腿を伸展させるとき、膝関節を屈曲させるときに使われる。

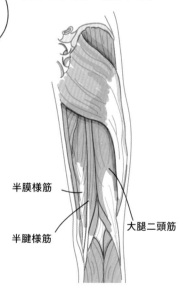

半膜様筋

半腱様筋

大腿二頭筋

下腿と足の筋

下腿の筋は、前面の筋群、後面の筋群、外側の筋群の3群に分けられる。

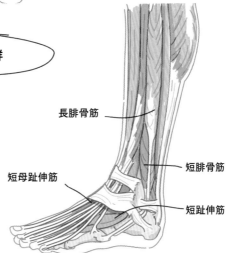

前面の筋群

前脛骨筋：足首の背屈（足先を上に向ける動き）、足の内反に作用する。

長趾伸筋：距腿関節で足の背屈を行なう。外側の足指（第2〜5趾）の伸展時に、はたらく。

長母趾伸筋：足首の背屈、親指（第1趾）の伸展に作用する。

前面の筋群：足首と足指の伸筋

外側の筋群

足背の筋（背側群：**短趾伸筋**、**短母趾伸筋**）は足指の背屈時にはたらく。**長腓骨筋**と**短腓骨筋**は、足首の底屈（足先を下に向ける動き）や足の外反にはたらく。

長腓骨筋

短母趾伸筋

短腓骨筋

短趾伸筋

後面の筋群

後面の筋群は、表層および深層に分かれる。足首の底屈や足指の屈曲、足の内反に作用する。**下腿三頭筋**は表層の筋群に含まれる。これらは内・外側腓腹筋とそれらより深部にあるヒラメ筋からなる。

深層の後面の筋群には、長趾屈筋と後脛骨筋がある。長趾屈筋は足首の底屈と外側4本の足指の屈曲に作用する。後脛骨筋は足首の底屈時、足の内反時に作用する（ここでは図示していない）。

長母趾屈筋は足首の底屈時や親指の屈曲時に作用する。

腓腹筋：膝と足首をまたぐため、膝関節の屈曲にも、足首の底屈にも作用する。

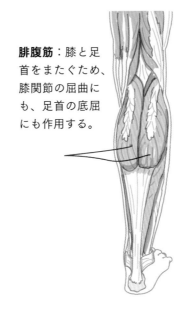
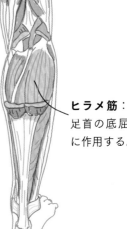

ヒラメ筋：足首の底屈に作用する。

肩の筋

三角筋、胸筋群と回旋筋腱板群に分けられる。

肘の屈筋と伸筋

上腕二頭筋、上腕筋と上腕三頭筋がある。

筋系の梃子

第1梃子、第2梃子、第3梃子の3つのタイプがある。

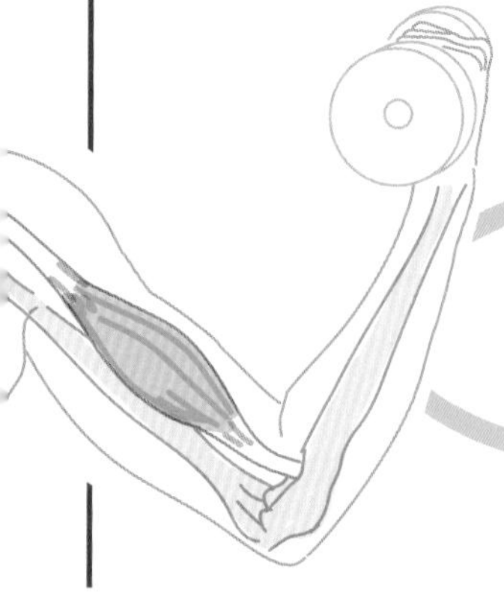

上肢の筋

前腕と手の筋

屈筋群と伸筋群の2群がある。手の筋には、小指球筋群、母指球筋群、中手筋群がある。

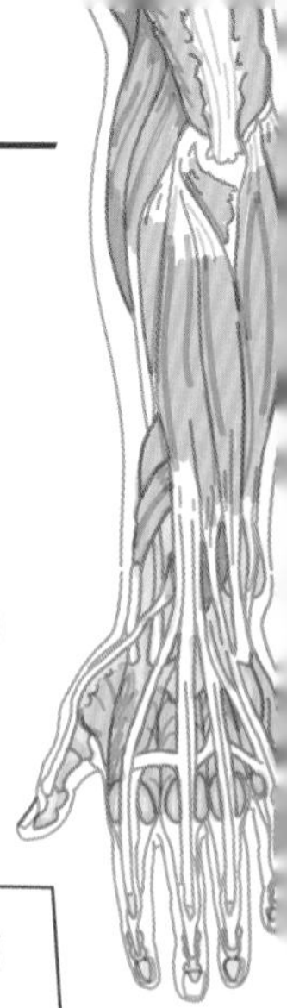

**筋を骨に
つなぎとめる腱**

筋 系

臀部の筋

大臀筋、中臀筋と小臀筋、深層の臀筋の3層がある。

足の筋

足背の筋は、足指の伸展時にはたらく。足底に付着する筋は足の背屈・底屈・外反・内反時にはたらく。

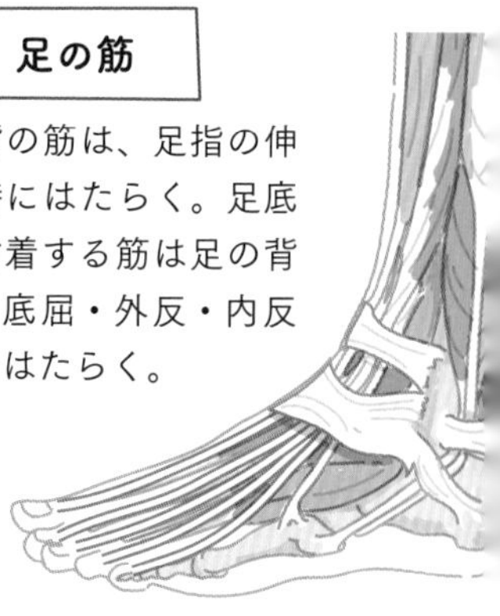

下肢の筋

大腿の筋

前面、内側、後面の3群がある。

下腿の筋

前面、後面、外側の3群がある。

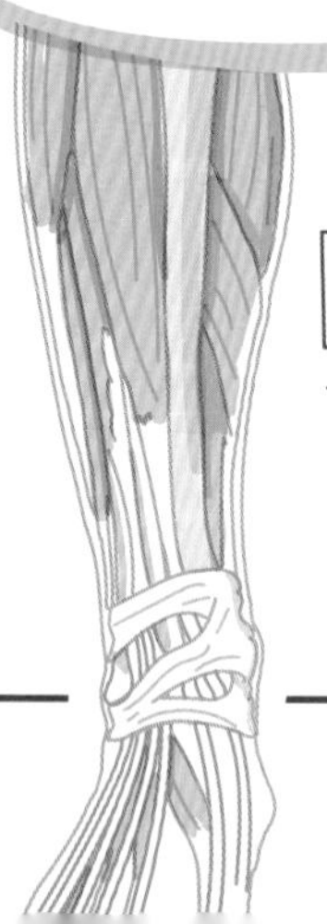

咀嚼筋

咀嚼筋は顔面の両側に
4つずつある。

口蓋と咽頭

食物などを飲みこむときに、口蓋筋が
鼻腔への連結部を閉じて、咽頭が収縮
することで、飲みこまれた食物は押さ
れて食道を下る。

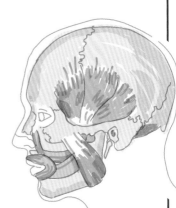

舌

飲みこんだり、話したり、
咀嚼時に食物を動かした
りするときに重要。

頭部と顔面の筋

顔面筋

表情筋とも呼ばれる。
顔面の皮膚を動かす。

外眼筋

外眼筋は眼球を動かす筋。

頸部の筋

脊柱の前と後ろに
配置されている。

後腹壁の筋

大腰筋、腸骨筋、腰方形筋な
どがある。

骨盤底筋

骨盤内臓器（膀胱、子宮）を
支え、尿の排出をコントロ
ールする。

横隔膜

もっとも重要な吸息筋。

頸部と体幹の筋

肋間筋

肋間筋は、隣りあった肋
骨のあいだにある。

前外側の腹部の筋

腹直筋と3層の側腹筋から
なる。

背筋

姿勢を維持するための筋は、おも
に背部の伸筋群だ。その一部は体
幹の回旋時にはたらく。

Chapter 5

神経系と感覚器

　神経系には中枢神経系と末梢神経系がある。中枢神経系（脳と脊髄）は、頭蓋骨内と、脊柱に囲まれた背側の体腔内にあって、それらの骨で保護されている。感覚器から得た情報は脊髄神経と脳神経を通って脳に伝えられる。感覚に対する反応は、反射的なものもあるが（膝蓋腱反射、痛みに対する逃避屈曲反射、瞳孔反射など）、大半は脊髄と脳で構成される中枢を介して処理される。中枢から発された反応は、運動路をへて、筋や腺に伝えられる。

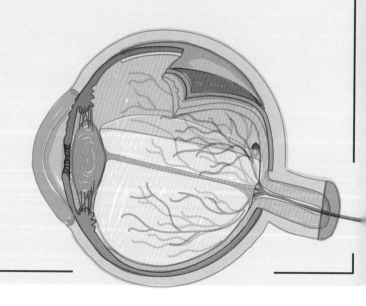

ニューロンの構造

典型的なニューロン（神経細胞）は、情報の入力と出力に特化した構造をしている。樹状突起は情報が入ってくる場所で、軸索はその情報をほかへ伝えるための経路だ。平均的な脳には、約1000億個のニューロンがある。

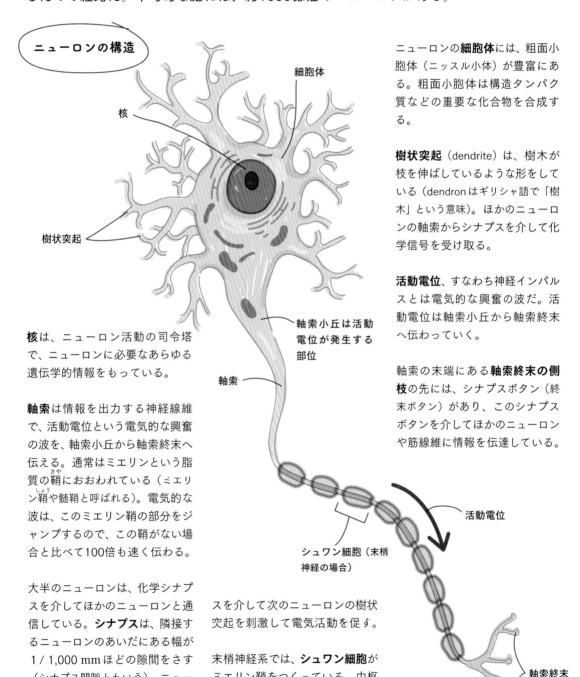

ニューロンの構造

核

樹状突起

細胞体

軸索小丘は活動電位が発生する部位

軸索

シュワン細胞（末梢神経の場合）

活動電位

軸索終末

ニューロンの**細胞体**には、粗面小胞体（ニッスル小体）が豊富にある。粗面小胞体は構造タンパク質などの重要な化合物を合成する。

樹状突起（dendrite）は、樹木が枝を伸ばしているような形をしている（dendronはギリシャ語で「樹木」という意味）。ほかのニューロンの軸索からシナプスを介して化学信号を受け取る。

活動電位、すなわち神経インパルスとは電気的な興奮の波だ。活動電位は軸索小丘から軸索終末へ伝わっていく。

軸索の末端にある**軸索終末の側枝**の先には、シナプスボタン（終末ボタン）があり、このシナプスボタンを介してほかのニューロンや筋線維に情報を伝達している。

核は、ニューロン活動の司令塔で、ニューロンに必要なあらゆる遺伝学的情報をもっている。

軸索は情報を出力する神経線維で、活動電位という電気的な興奮の波を、軸索小丘から軸索終末へ伝える。通常はミエリンという脂質の鞘におおわれている（ミエリン鞘や髄鞘と呼ばれる）。電気的な波は、このミエリン鞘の部分をジャンプするので、この鞘がない場合と比べて100倍も速く伝わる。

大半のニューロンは、化学シナプスを介してほかのニューロンと通信している。**シナプス**は、隣接するニューロンのあいだにある幅が1/1,000 mmほどの隙間をさす（シナプス間隙ともいう）。ニューロンの軸索終末から神経伝達物質が放出されると、それがシナプスを介して次のニューロンの樹状突起を刺激して電気活動を促す。

末梢神経系では、**シュワン細胞**がミエリン鞘をつくっている。中枢神経ではオリゴデンドロサイトがミエリン鞘をつくっている。

機能からみた神経系の構造

神経系の3つの基本的な機能は、知覚（入力）、中枢処理（統合）、運動（出力）だ。運動と知覚は、末梢神経系と中枢神経系の境界をまたいで機能するので、末梢神経系と中枢神経系の両方に知覚と運動の要素がある。

知覚機能

感覚受容器は、体内環境または体外環境の変化を感知し、中枢神経系に伝える情報を信号に変換している。感覚情報を中枢に伝えるニューロンは知覚ニューロンといい、**求心性**（afferent：ラテン語のad fero「〜へ運ぶ」に由来）ニューロンとも呼ばれている。求心性ニューロンは脳神経と脊髄神経にもある。

統合機能

統合機能とは、感覚情報を記憶・分析し、この情報に基づいて行動を決定する機能だ。

網膜神経節細胞：眼の網膜にある知覚ニューロンで、視神経から脳に情報を伝えている。

さまざまな統合ニューロン：脳内に存在し、感覚情報を処理して行動を決定している。

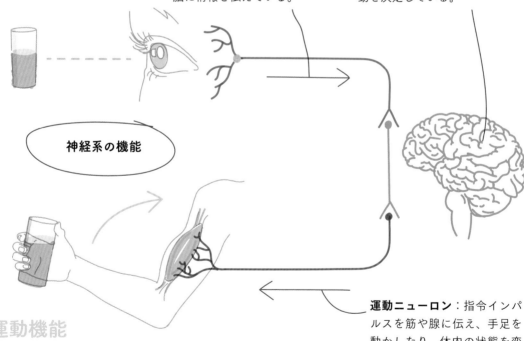

神経系の機能

運動ニューロン：指令インパルスを筋や腺に伝え、手足を動かしたり、体内の状態を変化させたりしている。

運動機能

神経系は運動機能を通じて外の世界に対応している。運動ニューロンは中枢神経系からの情報を発信することから、**遠心性**（efferent：ラテン語のe fero「〜へ運びさる」に由来）**ニューロン**とも呼ばれている。遠心性ニューロンは、平滑筋や心筋、骨格筋に加え、内臓や皮膚にある腺にはたらきかけることもある。

体性神経系

体性神経系は、末梢神経系のうち、体表、骨、関節、骨格筋に関する神経系だ。**体性知覚ニュー**ロンは、皮膚、筋紡錘〔骨格筋内の感覚受容器〕、関節の伸展受容器、特殊感覚器（眼、耳など）からの情報を中枢神経系に伝える。**体性運動ニューロン**は、中枢神経系から骨格（随意）筋だけに情報を伝えている。

脊髄にある
ニューロンの種類

後根神経節細胞：体性神経系の知覚ニューロン。脊髄の後角に入る中枢性突起がある。

知覚ニューロン軸索：脊髄の後根にある。

後角：後根神経節細胞の中枢性突起が次のニューロンに感覚情報を伝える中継点。その情報が脳へ伝えられる。

介在ニューロン：脊髄の感覚情報を中継して、ほかの部位やニューロンにその情報を伝えている。

脊髄神経

後根と前根：一緒に合わさって脊髄神経を形成する。

運動ニューロン軸索：脊髄の前根にある。

運動ニューロン：筋や腺に機能するよう指令を出す。前根を通って軸索を伸ばす。

自律神経系

自律神経系は内臓の半自律的な制御にかかわる。自律神経系には、内臓から中枢神経系に情報を伝える**臓性知覚ニューロン**、内臓の平滑筋や腺をコントロールする**臓性運動（自律性）ニューロン**がある。

臓性知覚ニューロンは、消化管（腸）壁で生じた痛みも伝える。このような痛みは、消化管の閉塞に伴う過剰な攣縮や膨満、あるいは消化管上皮への侵食などで起こる。

従来から、自律神経系は交感神経系と副交感神経系に分類されてきた。**交感神経系**は緊急にエネルギーが必要なときにはたらく。神経線維は脊髄の胸髄と腰髄上部（T1〜L1）から出る。

副交感神経系は「休息と消化」のときにはたらき、エネルギーの蓄えを補充する。神経線維は脳の動眼神経（CN3）、顔面神経（CN7）、舌咽神経（CN9）、迷走神経（CN10）、脊髄の仙髄S2〜S4から出る。

腸管神経系

腸管神経系には知覚ニューロン、運動ニューロン、統合ニューロンがある。自律神経系と同じく腸管神経系も完全に不随意神経だ。

腸管神経系の**知覚ニューロン**は消化管内の化学的環境と消化管壁の伸縮を監視している。

腸管神経系の**運動ニューロン**は筋にはたらきかけて、腸平滑筋の**蠕動運動**（リズミカルな収縮によって、消化管内の食物をゆっくりと下流へ運ぶ）をコントロールしている。胃酸や腸腺からの分泌も調節している。

脳の構造と機能

脳は、前脳と脳幹に分けられ、小脳は脳幹とつながっている。人間の前脳は、大脳皮質が広範囲を占めているが、深部の構造（間脳、線条体）も重要だ。
〔前脳は、のちに大脳・間脳に発達する発生初期の領域を指すこともあるが、本書では成人の大脳・間脳領域をさす言葉として用いている〕

脳の発生

脳は、胚子期の神経管から形成される。神経組織は皮膚と同じ外胚葉由来で、胚背面の外胚葉に平たいオタマジャクシのような形の**神経板**として発生する。この平たい面の真ん中が溝のようにく

ぼみ、両端が丸まって筒状になり脳の原型（**神経管**）になる。神経管の吻側（頭側）の端がふくらんで、前脳胞、中脳胞、菱脳胞という３つの脳胞（**一次脳胞**）が形成される。尾側の端は脊髄になる。

前脳胞は発達して**終脳**（成人の大脳皮質と大脳基底核）と**間脳**（成人では視床がある部位）になる。中脳胞は中脳になる。菱脳胞は**後脳**（橋）と**髄脳**（延髄）になる。

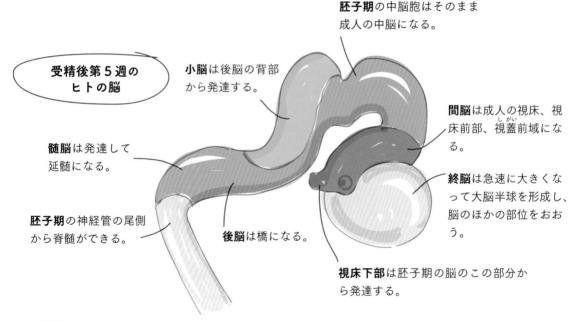

受精後第５週のヒトの脳

胚子期の中脳胞はそのまま成人の中脳になる。

小脳は後脳の背部から発達する。

間脳は成人の視床、視床前部、視蓋前域になる。

髄脳は発達して延髄になる。

終脳は急速に大きくなって大脳半球を形成し、脳のほかの部位をおおう。

胚子期の神経管の尾側から脊髄ができる。

後脳は橋になる。

視床下部は胚子期の脳のこの部分から発達する。

脳幹

脊椎動物はみな、脳幹の構造が似ている。脳幹の機能は５億年前から変わらないからだ。だから、脳幹は脳のなかでも古い部位といえる。

脳幹を構成する部位には、脳神経核（頭部、頸部、内臓の知覚機能と運動機能にかかわる）、脳と脊髄を結ぶ上行路と下行路、さまざまな自律神経系の機能をになう網様体などがある。

脳幹は、中脳、橋、延髄からなる。中脳は吻側（前側）で視蓋前域とつながっており、延髄は、頭蓋底の大後頭孔を通って、尾側で脊髄とつながっている。

小脳は、脳幹から突起のように発達した部位だ。後脳の菱脳唇とよばれる部分から発生する。この一対の菱脳唇は妊娠中期に正中で融合して小脳を形成する。小脳は内耳、脊髄、橋からの感覚情報を受けて、身体全体の運動を調節している。

前脳の深部

前脳の深部は胚子期の間脳と終脳深部から発達した。**間脳**には視蓋前域、視床、視床前部がある。終脳深部は線条体、淡蒼球、中隔などで構成されている。解剖学の最新の解釈では、視床下部と終脳をひとつの要素とみなす考えもある。

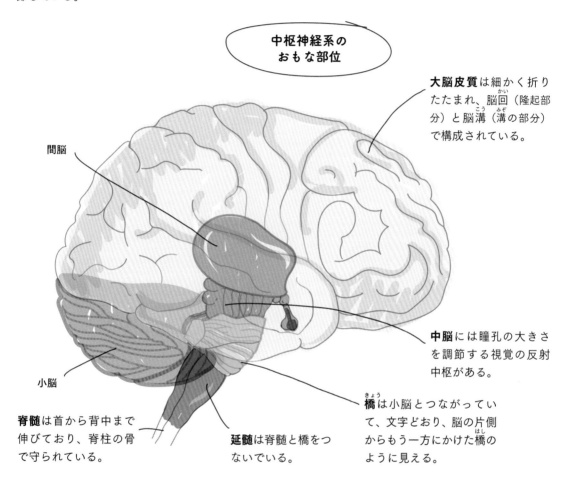

中枢神経系の
おもな部位

大脳皮質は細かく折りたたまれ、脳回（隆起部分）と脳溝（溝の部分）で構成されている。

間脳

小脳

脊髄

中脳には瞳孔の大きさを調節する視覚の反射中枢がある。

橋は小脳とつながっていて、文字どおり、脳の片側からもう一方にかけた橋のように見える。

脊髄は首から背中まで伸びており、脊柱の骨で守られている。

延髄は脊髄と橋をつないでいる。

大脳皮質

前脳の**大脳**表面にはシワのような溝がたくさんあり、なかでも正中にある溝は深く、それによって左右の大脳半球に分かれているが、脳梁で連結している。大脳皮質の表面積は0.2 m²。隆起している部分は脳回、入りこんでいる部分は脳溝という。

大脳皮質は灰白質からなり、6層構造の灰白質には150億個のニューロンがある。皮質には海馬など部分的に隠れて見えない部位もある。嗅球も前脳下面から伸びている（102～103ページを参照）。

機能別の大脳皮質領域

脳の表面を大脳皮質という。隆起部（脳回）と溝部（脳溝）がある。皮質表面の領域はそれぞれ、運動、知覚、言語、判断、計画など異なる機能を受けもつ。

葉、裂、溝

皮質表面は4つの葉（前頭葉、頭頂葉、側頭葉、後頭葉）に分かれていて、各葉のほぼ真上にある同じ名前の骨におおわれている。前頭葉と側頭葉のあいだを走る溝を**外側溝**という。

外側から見た大脳半球

中心溝は、前頭葉と頭頂葉を分ける

一次運動野

運動前野

一次体性感覚野

ブローカ野

ウェルニッケ野

島は、外側溝の奥深くに隠れている

前頭前野は、社会的機能、意欲、ワーキングメモリー（作業記憶）をになっている

一次聴覚野は、側頭葉の上面にある

視覚野は、頭頂葉に視覚情報を伝える

側頭葉には、聴覚、嗅覚、物体の認知にかかわる領域がある

内側から見た大脳半球

一次運動野と一次体性感覚野は、大脳半球の内側まで広がっている

一次視覚野は、脳後部の後頭葉にある

嗅球は、匂いに関する情報を側頭葉に伝える

脳梁は、2つの大脳半球をつなぐ太い線維束だ

触覚

触覚、痛覚、温・冷覚、関節の位置感覚、振動覚にかかわる領域は、**一次体性感覚野**という大脳皮質の機能領域だ。一次体性感覚野は、**中心後回**という隆起部にある。

身体の各部位は、それぞれ別の対応皮質領域がある（**体部位局在**といわれる特徴）。たとえば頭部は皮質領域のいちばん外側の下面で、次に上肢、体幹、下肢、生殖器という順で外側から内側に向かう。顔と手をになう皮質領域は広い。顔や手は繊細な動きが求められる部位で、ほかの身体部位よりも多くの神経組織を使って情報を処理する必要があるからだ。

言語

多くの人の言語野は左半球にある。言語中枢で2つの重要な領域は、**ブローカ野**（言語形成）と**ウェルニッケ野**（言語の理解、単語の選択、文の構築）だ。

視覚に対応する領域は後頭葉の**一次視覚野**だ。視覚野の表面には視野の地図があり（視野局在情報）、中心視野の詳細な情報処理には広い領域がかかわっている。

視覚情報が頭頂葉に伝わると（背側視覚路）、視野にある対象の位置が分析される。視覚情報は側頭葉にも伝わり（腹側視覚路）、見たものが認知される。

ワーキングメモリーをになっているのは**背外側頭前野**。ワーキングメモリーとは、スムーズな活動（レシピどおりに料理したり、電話番号を入力したりなど）ができるようにひとつづきの動作を記憶する能力だ。

聴覚にかかわる領域は、側頭葉の上面にある**一次聴覚野**だ。聴覚野は、外側溝の深部までおよんでいる。

音の周波数（高さ）によって、対応する聴覚野の部位が異なる。これを周波数局在性という。聴覚情報は、聴覚野から感覚性言語野（ウェルニッケ野）に伝えられる。

大脳皮質の運動野と体性感覚野の地図

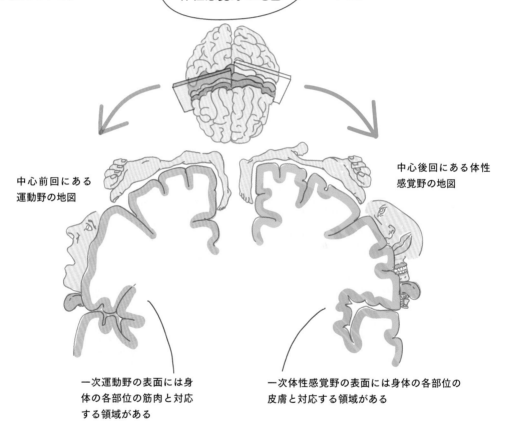

中心前回にある
運動野の地図

中心後回にある体性
感覚野の地図

一次運動野の表面には身体の各部位の筋肉と対応する領域がある

一次体性感覚野の表面には身体の各部位の皮膚と対応する領域がある

匂いに関する情報は側頭葉の内側にある狭い領域で処理されている。味覚は外側溝の内側にある前頭皮質と、**島**と呼ばれる深部脳領域で処理されている。

社会的機能　計画、判断をになうのは、運動野の前方にある**前頭前野**だ。

運動の制御は前頭葉の皮質領域が受けもつ。**運動前野**が出した指令が、**中心前回**にある**一次運動野**に送られる。一次運動野の表面には身体各部の筋肉と対応する領域がある（筋局在性）。顔や手の筋肉の動きにかかわる領域は広い範囲を占める。

脳幹と小脳

脳幹は脊髄と前脳・中脳とをつないでいる。脊髄の上行路と下行路に情報を伝え、さらに、呼吸や血圧、心拍数や消化の調節など、自律神経系の重要な働きにもかかわっている。

脳神経（CN）

第2脳神経（**視神経**）は、脳幹より上につながっている。第3〜第12脳神経は、脳幹につながっている。第3脳神経（**動眼神経**）と第4脳神経（**滑車神経**）は中脳、第5脳神経（**三叉神経**）は橋につながり、第6脳神経（**外転神経**）、第7脳神経（**顔面神経**）、第8脳神経（**内耳神経**）は、橋と延髄の接合部につながっている。第9脳神経（**舌咽神経**）、第10脳神経（**迷走神経**）、第11脳神経（**副神経**）、第12脳神経（**舌下神経**）は、延髄につながっている。

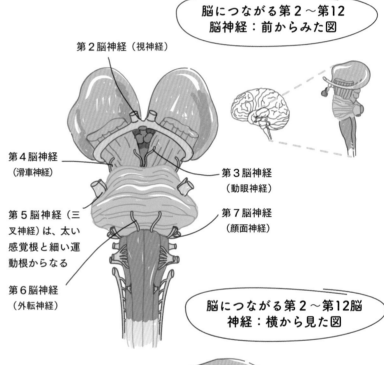

脳につながる第2〜第12脳神経：前からみた図

第2脳神経（視神経）

第4脳神経（滑車神経）

第3脳神経（動眼神経）

第5脳神経（三叉神経）は、太い感覚根と細い運動根からなる

第7脳神経（顔面神経）

第6脳神経（外転神経）

脳につながる第2〜第12脳神経：横から見た図

網様体

網様体は脳幹に張りめぐらされたニューロン群で構成され、このニューロン群は互いにつながりあって、呼吸や血液循環を調節している。網様体には呼吸のリズム、血圧、心筋収縮の強さ・リズム・速さを調節する中枢がある。

橋と延髄にもそれぞれ、呼吸をコントロールする中枢がある。これらの中枢で、血液中の酸素と二酸化炭素の濃度に応じた、呼吸リズム（吸気と呼気のサイクル）が調整される。

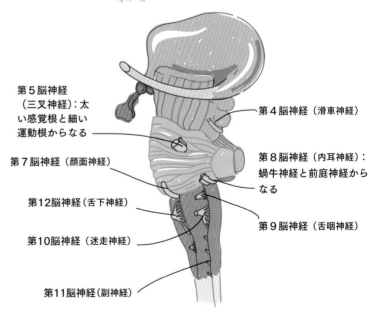

第5脳神経（三叉神経）：太い感覚根と細い運動根からなる

第4脳神経（滑車神経）

第7脳神経（顔面神経）

第8脳神経（内耳神経）：蝸牛神経と前庭神経からなる

第12脳神経（舌下神経）

第9脳神経（舌咽神経）

第10脳神経（迷走神経）

第11脳神経（副神経）

呼吸中枢からの指令は、頸髄の横隔神経核に送られて横隔膜を動かし、胸髄に送られて肋間筋を動かす。

橋と延髄には、心拍数と血圧を調整する中枢がある。これらの中枢は、延髄の迷走神経背側核にある副交感神経系のニューロンや、脊髄の交感神経系のニューロンに指令を送っている。

セロトニン、ノルエピネフリン（ノルアドレナリン）、ドーパミンを神経伝達物質として用いるニューロン群も網様体にあり、そこから脳のさまざまな領域に伸びていて、覚醒、睡眠、気分、感情反応をコントロールしている。

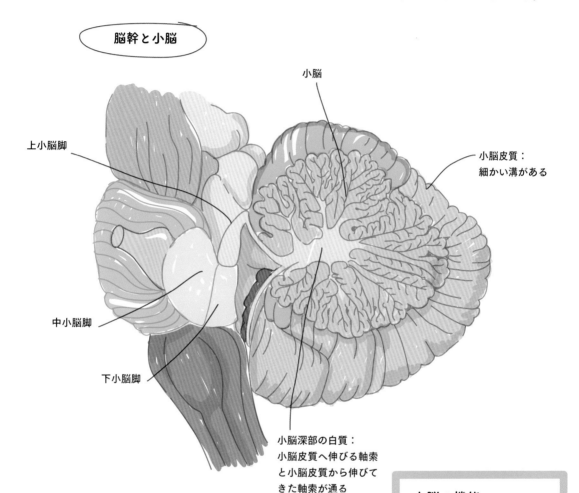

脳幹と小脳

小脳

上小脳脚

中小脳脚

下小脳脚

小脳皮質：
細かい溝がある

小脳深部の白質：
小脳皮質へ伸びる軸索
と小脳皮質から伸びて
きた軸索が通る

小脳

小脳は、大脳と見た目が似ていることから小脳と名付けられた。運動協調に重要な役割を果たしていて、その働きによって、スムーズに次つぎと筋肉が活性化され、思いどおりに体を動かせる。表層（小脳皮質）には、よく行なわれる運動が記憶される。大脳運動野から指令を受けて、小脳皮質が活性化されることもある（上図を参照）。

３つの**小脳脚**（上小脳脚・中小脳脚・下小脳脚）で脳幹と結合している。細かい溝のある小脳皮質が、中心部の太い神経線維（**深部白質**）をおおっている。白質の深部には小脳核（ニューロン群）が埋めこまれており、このニューロン群が小脳からの情報を発信している。

小脳の機能
小脳にはさまざまな機能がある。
・頭部の傾きと回転に関する平衡感覚情報を用いて、眼と頭部を協調させて動かす
・遠心性の脊髄路を介して筋肉の緊張を調節する
・ボールを蹴るなど、過去に習熟した運動を行うときに、適切な筋肉を次つぎと活性させる

脊髄の構造と機能

脊髄の長さは約45 cmで、頭蓋骨の基底部から背中の中央、胸郭のすぐ下まで伸びている。脊髄には上行性神経路、下行性神経路、ニューロンがあり、知覚機能と運動機能をになっている。

脊髄の基本構造

脊髄の中心には**灰白質**（ニューロンとその樹状突起）があり、そのまわりを白質層（上行性神経路、下行性神経路）がおおっている。灰白質は後角、中間質、前角に分かれている。脊髄の中心部には神経管の名残（中心管）がある。

後角は、表層では温度覚や痛覚などの感覚情報を処理し、深層では識別性触圧覚、振動覚、深部覚（筋の伸張）などの情報を処理している。

中間質は内臓からの感覚情報を処理しており、内臓を制御するニューロンがある。

前角には骨格筋を動かす運動ニューロンがある。

脊髄の各部分

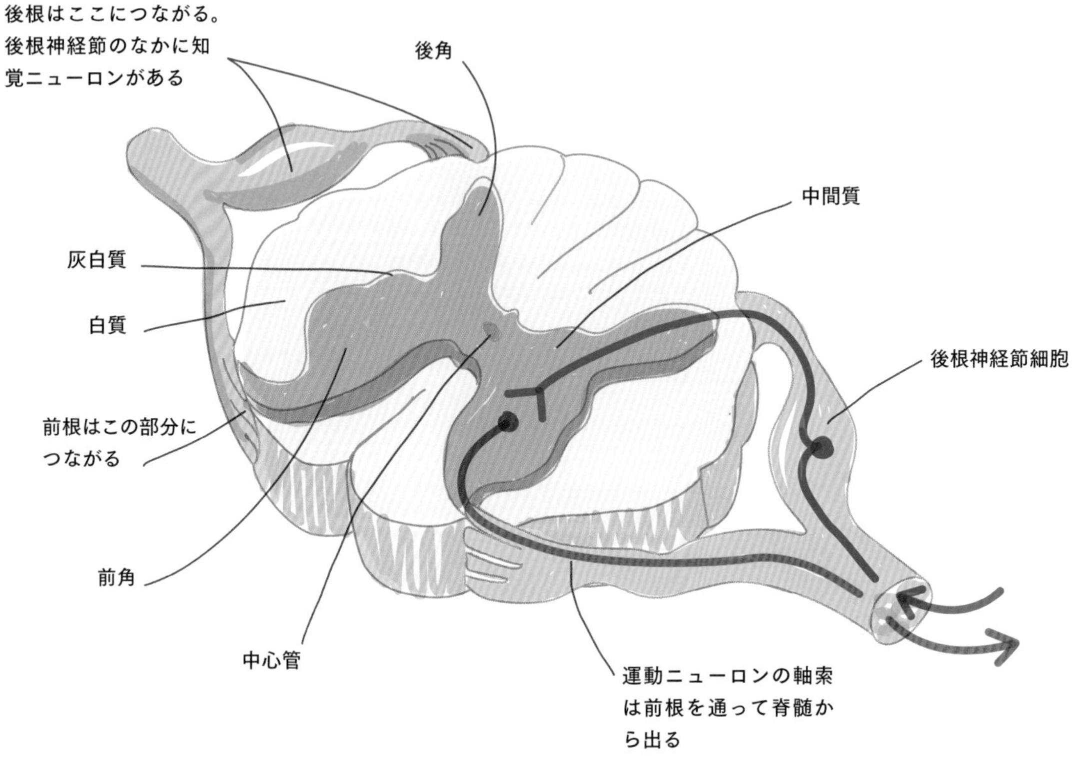

後根はここにつながる。後根神経節のなかに知覚ニューロンがある

後角

中間質

灰白質

白質

後根神経節細胞

前根はこの部分につながる

前角

中心管

運動ニューロンの軸索は前根を通って脊髄から出る

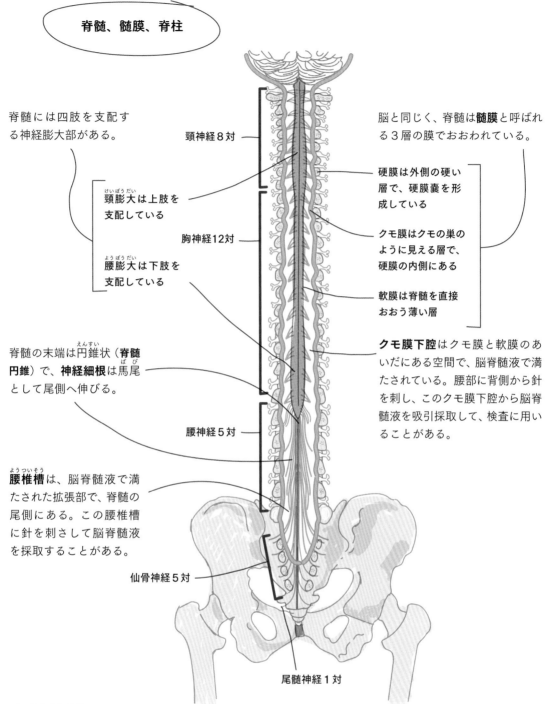

脊髄、髄膜、脊柱

脊髄には四肢を支配する神経膨大部がある。

頸膨大は上肢を支配している

腰膨大は下肢を支配している

頸神経8対

胸神経12対

脊髄の末端は円錐状（脊髄円錐）で、神経細根は馬尾として尾側へ伸びる。

腰椎槽は、脳脊髄液で満たされた拡張部で、脊髄の尾側にある。この腰椎槽に針を刺さして脳脊髄液を採取することがある。

腰神経5対

仙骨神経5対

尾髄神経1対

脳と同じく、脊髄は髄膜と呼ばれる3層の膜でおおわれている。

硬膜は外側の硬い層で、硬膜嚢を形成している

クモ膜はクモの巣のように見える層で、硬膜の内側にある

軟膜は脊髄を直接おおう薄い層

クモ膜下腔はクモ膜と軟膜のあいだにある空間で、脳脊髄液で満たされている。腰部に背側から針を刺し、このクモ膜下腔から脳脊髄液を吸引採取して、検査に用いることがある。

脊髄神経

31対の脊髄神経が脊髄につながっていて、部位ごとに番号がつけられている。後根と前根が合流して脊髄神経を形成する。
頸神経：C1〜C8
胸神経：T1〜T12
腰神経：L1〜L5

仙骨神経：S1〜S5
尾骨神経：Co1

C5〜T1の腕神経叢、L2〜S3の腰仙骨神経叢など、特定の脊髄神経群が四肢の神経叢を形成している。

各脊髄神経には、体性知覚神経線維と体性運動神経線維が通っている。脊髄の胸腰髄（T1〜L1）と仙髄（S2〜S4）には、臓性神経線維（内臓感覚神経と内臓運動神経）も通っている。

上行性神経路

上行性神経路は脳に向かって（上行して）情報を伝える知覚神経路だ。

薄束：下半身の識別性触圧覚、振動覚、深部覚（関節位置覚〔目を閉じていても自分の関節がどこにあるのかわかる感覚〕）を伝える。

後索：識別性（2点識別覚〔17ページ訳注参照〕などの繊細な）触圧覚、振動覚、深部覚（体の姿勢を伝える感覚）情報を脳幹に伝えている。後索を構成する線維には楔状束（けつじょうそく）と薄束（はくそく）がある。

脊髄小脳路：筋緊張や関節位置覚の情報を小脳に伝えることによって、動きをコントロールしている。

楔状束：上半身の識別性触圧覚、振動覚、深部覚（関節位置覚）を伝える。

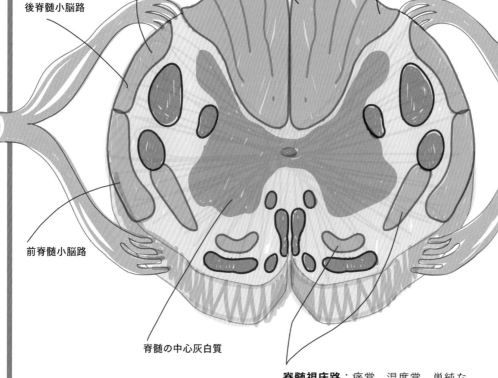

後脊髄小脳路

前脊髄小脳路

脊髄の中心灰白質

脊髄視床路：痛覚、温度覚、単純な触覚を視床に伝えている。脊髄視床路は腹側と外側にある。

下行性神経路

下行性神経路は脊髄の尾側方向へ（下行して）情報を伝達する。大半は運動神経路だが、感覚情報を修正する経路もある。

皮質脊髄路：大脳皮質から脊髄への経路。少数の筋にはたらきかけて、比較的繊細で限定した動きを生む。皮質脊髄路は、前皮質脊髄路と外側皮質脊髄路に分けられる。

網様体脊髄路：網様体から脊髄への経路。呼吸や血液循環のほか、順序や方法が決まっている反復運動（歩行やランニング、水泳）を制御する。

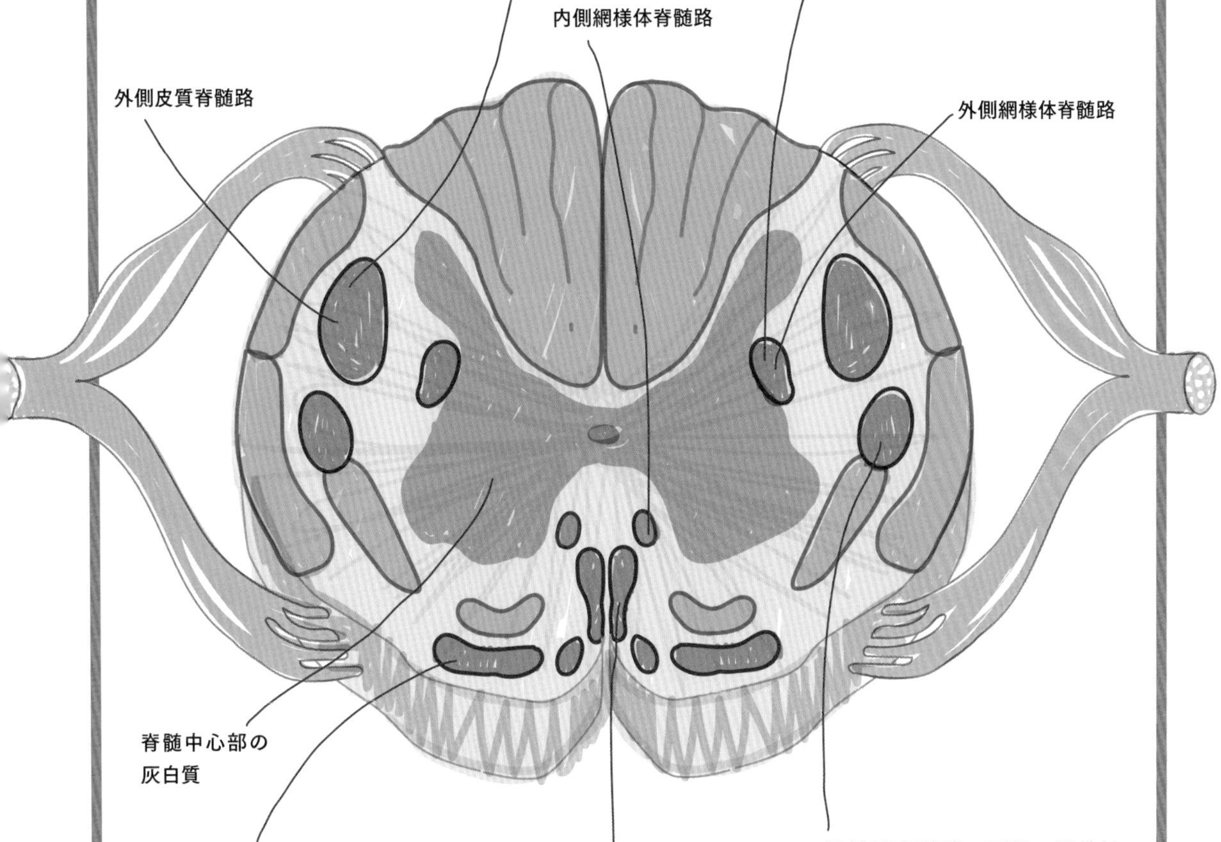

内側網様体脊髄路

外側皮質脊髄路

外側網様体脊髄路

脊髄中心部の灰白質

前庭脊髄路：脳幹の前庭神経核から脊髄への経路。体軸の筋を制御して平衡感覚と姿勢を保つ。

前皮質脊髄路

縫線核脊髄路：脳幹の縫線核から脊髄への経路。痛みの経路の伝達を抑えることで、痛覚を鈍らせる。この経路では、神経伝達物質セロトニンが作用している。

頭頸部の神経

頭頸部の神経として、脳と一部上部の頸髄から出ている脳神経が12対ある。このうち2対（嗅神経と視神経）は前脳から出て、残り10対は脳幹から出ている。

脳神経はいくつある？

人間の脳神経は12対あり、胎児期ではもう一対（CN0）ある。CN0は鼻から前脳までの神経で、発達の過程で消失する。

嗅神経（CN1） は、知覚だけにかかわる神経で、嗅上皮から嗅球へと伸びる多くの微細な神経線維からなる。嗅覚情報の処理は、前脳の嗅球と嗅皮質で行なわれる。

視神経（CN2） は、知覚だけにかかわる神経で、約100万〜150万本の神経線維からなり、眼球の後面から出ている。神経線維の1本1本は、1つ1つの網膜神経節細胞の軸索だ（97ページを参照）。左右の眼球網膜から出ている神経線維のうち、それぞれ鼻側（内側）の半分は視床下部の下方にある視交叉で交叉して左右が入れ替わる。いっぽう神経線維の耳側（外側）の半分は交叉しない。左眼から出た神経線維の鼻側の半分と、右眼の耳側の半分が左視野の情報を右脳に伝える。つまり、左視野の情報を伝える神経線維は、左眼では交叉して右脳に入り、右眼では交叉せずそのまま右脳に入る。同じように、右視野の情報は両眼の神経線維が半分ずつ合わさって左脳に入る。

外眼筋を支配する神経 には、**動眼神経（CN3）**、**滑車神経（CN4）**、**外転神経（CN6）** があり、これら3つは運動だけにかかわる神経で、外眼筋を支配して眼球を動かす。

動眼神経（CN3） は上直筋、内直筋、下直筋、下斜筋を支配している。動眼神経には、副交感神経線維も含まれる。副交感神経は、瞳孔を収縮させ（瞳孔括約筋）、水晶体の厚みを変化させて焦点を合わせる平滑筋（毛様体筋）を支配している。

三叉神経（CN5） は、知覚神経と運動神経からなる。三叉神経は顔面からの触覚、痛覚、温度覚などの感覚を伝え、咀嚼筋を支配している。名前の通り3本に枝分かれした神経はそれぞれ、前頭部をカバーする **眼神経**、頬部をカバーする **上顎神経**、顎部をカバーする **下顎神経** と呼ばれている。

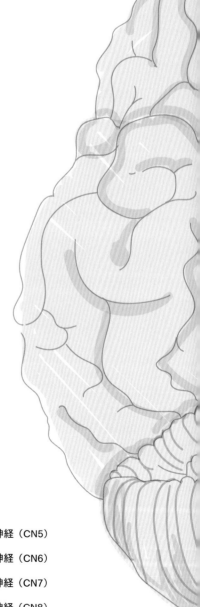

嗅神経（CN1）	三叉神経（CN5）
視神経（CN2）	外転神経（CN6）
動眼神経（CN3）	顔面神経（CN7）
滑車神経（CN4）	内耳神経（CN8）

顔面神経（CN7）も知覚神経と運動神経からなる。表情筋と涙腺、顎下腺、舌下腺を支配している。舌の前側3分の2の味覚にもかかわる。

内耳神経（CN8）は、内耳からの情報を受ける知覚神経で、聴覚機能にかかわる蝸牛神経と、前庭機能（頭位による平衡感覚、加速度）にかかわる前庭神経よりなる。

舌咽神経（CN9）は知覚神経と運動神経からなる。咽頭の1対の筋と耳下腺を支配している。口蓋と咽頭の知覚にもかかわっている。

迷走神経（CN10）も知覚神経と運動神経からなる。頸部から胸部、上腹部にかけて複雑に張りめぐらされているので、迷走神経と呼ばれている。咽頭筋、喉頭筋、大半の軟口蓋の筋、食道、胃腺、胃、小腸、上部大腸の平滑筋を支配している。喉頭、気道、肺、消化管からの感覚も伝えている。

副神経（CN11）は運動だけにかかわる神経。胸鎖乳突筋と上部僧帽筋を支配している。

舌下神経（CN12）も運動だけにかかわる神経。内舌筋と外舌筋を支配している。

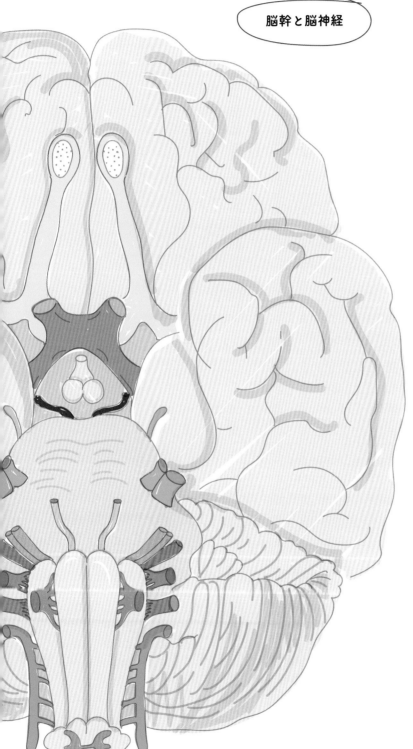

脳幹と脳神経

舌咽神経（CN9）

迷走神経（CN10）

副神経（CN11）

舌下神経（CN12）

肩と上肢の神経

上肢の皮膚と筋は、腕神経叢（頸髄C5〜胸髄T1につながる）が支配している。腕神経叢に由来するおもな神経は、橈骨神経、腋窩神経、筋皮神経、正中神経、尺骨神経の5本だ。

腕神経叢は、鎖骨と第1肋骨のあいだを通る

腕神経叢

上肢の神経

腕神経叢は脊髄神経C5〜T1に由来する神経からなる。C5とC6の神経根が合流して上神経幹を形成し、C7神経根が中神経幹を、C8とT1神経根が下神経幹を形成している。各神経幹の後枝が後神経束を形成している。上神経幹と中神経幹の前枝は外側神経束を形成し、下神経幹の前枝はそのまま内側神経束になる。

橈骨神経は後神経束の分枝で、肘の伸筋（上腕三頭筋）、腕橈骨筋、手首の伸筋、手指の伸筋を支配し、手の甲（手背）の感覚を伝える。

尺骨神経は内側神経束の分枝で、尺側手根屈筋、深指屈筋の内側（尺骨側）半分、小指球筋を支配し、手掌内側（手のひらの尺骨側）の指1本半（小指と薬指の半分）の皮膚感覚を伝える。

腋窩神経：後神経束の分枝で、三角筋、小円筋を支配し、肩峰周辺（上外側上腕）の皮膚感覚を伝える。

橈骨神経：このように、上腕骨後面に巻きつくように伸びているので、上腕骨骨幹中央部を骨折したとき、損傷することがある。

筋皮神経：外側神経束の分枝で、肘の屈筋（上腕二頭筋と上腕筋）を支配し、前腕の皮膚感覚を伝える。

正中神経：手首で手根骨に囲まれたトンネル（手根管）を通っているため、トンネル内の圧力が高まると、この神経が圧迫されることがある。

尺骨神経：肘の内側上顆を通る。この顆の部分は「奇妙な骨（ファニー・ボーン）」と呼ばれる。それは、ここをぶつけたとき、尺骨神経に刺激が伝わり、前腕から小指にかけてピリピリするような不快なしびれが走るためだ。

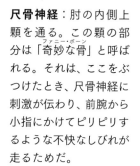

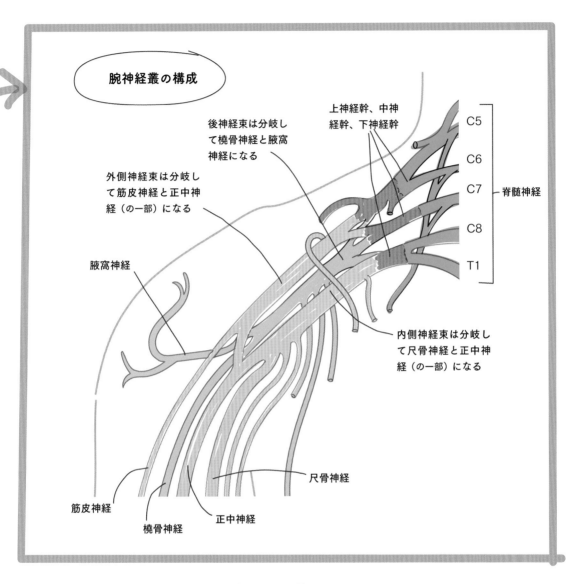

腕神経叢の構成

後神経束は分岐し
て橈骨神経と腋窩
神経になる

上神経幹、中神
経幹、下神経幹

外側神経束は分岐し
て筋皮神経と正中神
経（の一部）になる

C5

C6

C7 ─ 脊髄神経

C8

T1

腋窩神経

内側神経束は分岐し
て尺骨神経と正中神
経（の一部）になる

尺骨神経

筋皮神経

橈骨神経

正中神経

神経と外傷

正中神経（92ページと上の図を参照）は、外側神経束と内側神経束の接合部から始まる。指と手首の屈筋の大半（尺側手根屈筋と深指屈筋の尺側半分をのぞく）、前腕の回内筋、親指の基部の母指球筋、さらに手のひらの外側と、手掌外側（手のひらの橈骨側）の指3本半の皮膚感覚を伝える。

上図（と前ページの図）に示した神経の多くは、骨折、切断、圧迫の影響を受けやすい。

橈骨神経は、上腕骨骨幹中央部を骨折すると損傷することがある。

腋窩神経は、上腕骨の近位端、つまり上腕骨の付け根あたりを骨折すると損傷することがある。

正中神経は、上腕骨の遠位端つまり肘側の端を骨折すると損傷することがある。手首の骨に囲まれた手根管に内圧がかかった場合も、正中神経が圧迫されることがある。

尺骨神経は、上腕骨遠位端の内側後面を通っている。転倒してガラスにぶつかったり、ガラスを突きやぶったりすると、この神経が切れることがある。

臀部と下肢の神経

末梢神経系の腰神経叢と仙骨神経叢の神経は、下肢の皮膚と筋を支配している。おもな神経として大腿神経、坐骨神経、閉鎖神経がある。坐骨神経は脛骨神経と腓骨神経に分岐している。

腰神経叢と仙骨神経叢

腰神経叢は脊髄神経L1〜L4から出ている。細い分枝が腹壁と大腰筋に分布する。もっとも太い分枝は**大腿神経**と**閉鎖神経**だ。

腸骨下腹神経と**腸骨鼠径神経**：下腹部と鼠径部の感覚を伝える。

大腿神経：腰神経叢（L2〜L4）の分枝。大腿の屈筋（恥骨筋、腸骨筋、縫工筋）、膝の伸筋（大腿四頭筋）を支配している。大腿前部、大腿下部内側、下腿や足の内側面の感覚（**伏在神経**）を伝える。

外側大腿皮神経：大腿外側上部の皮膚の感覚を伝える。

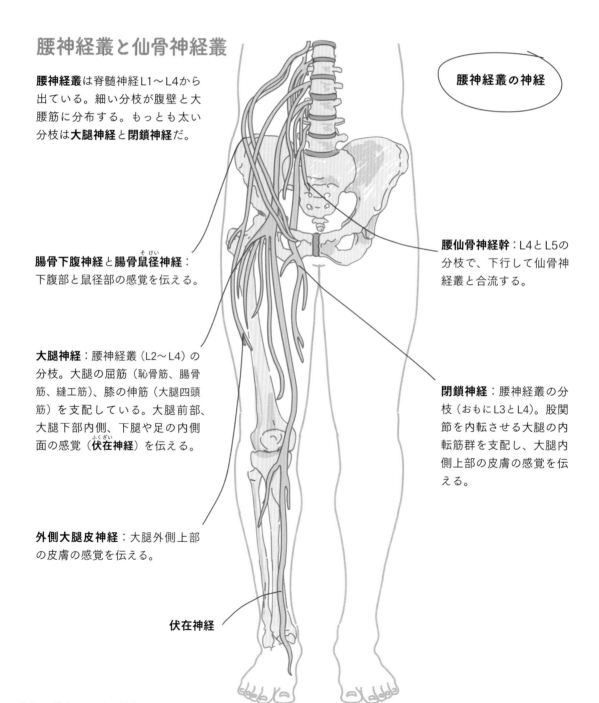

腰神経叢の神経

腰仙骨神経幹：L4とL5の分枝で、下行して仙骨神経叢と合流する。

閉鎖神経：腰神経叢の分枝（おもにL3とL4）。股関節を内転させる大腿の内転筋群を支配し、大腿内側上部の皮膚の感覚を伝える。

伏在神経

仙骨神経叢は脊髄神経L4〜S3の神経ネットワークだ。分枝には坐骨神経、上臀神経と下臀神経、陰部神経がある。

仙骨神経叢の神経

臀神経：臀部の筋を支配している。

陰部神経：会陰（大腿基部のあいだの部位）の筋を支配し、皮膚の感覚を伝え、排便と排尿をコントロールしている。

総腓骨神経：腓骨近位端に沿うようにカーブし、浅腓骨神経と深腓骨神経に分岐する。

深腓骨神経：下腿前面の筋群（足指の伸筋と足の背屈筋）を支配している。

浅腓骨神経：下腿外側筋群（腓骨筋）を支配している。

坐骨神経：腰神経叢と仙骨神経叢（L4〜S3）の分枝。実際は、2本の分枝（脛骨神経と総腓骨神経）が結合組織によってゆるく結合している。大腿の伸筋と大内転筋に分枝を伸ばしている。通常は、膝窩で総腓骨神経と脛骨神経に分岐するが、大腿上部などの高い位置で分岐している場合もある。

後大腿皮神経：大腿後側と腓腹（ふくらはぎ）上部の皮膚の感覚を伝える。

脛骨神経：膝の後面の膝窩を通る。下腿後面の筋群と足底の筋を支配している。

眼と視覚

視覚の役割は、神経網膜上に像を結び、この視覚情報を視神経から脳に伝え、伝えられた視覚データを大脳皮質で中枢処理して、行動に重要な情報を抽出することだ。

眼の構造

眼球は、前後２つの基本構造に分けられる。**前部**は眼房水という液体で満たされている。**後部**はゼリー状の硝子体液で満たされている。

眼球は３層構造になっている。外側の線維層は、後部の**強膜**（白眼）と、前部の**角膜**で構成されている。

中間の血管層には、血管に富む後部の**脈絡膜**と、前部の**毛様体**がある。

内側の感覚層は**網膜**で、眼球の後方４分の３を占めている。

レンズの役割を果たすのが角膜と**水晶体**だ。屈折力は角膜のほうが強いが、水晶体の焦点調節によって、遠いものも、近いものも見えるようになる。水晶体の形は、

毛様体の毛様体筋の収縮と弛緩によって変化する。毛様体筋が収縮すると水晶体を固定している**毛様体小帯**（チン小帯ともいう）の緊張がゆるみ、水晶体は自然な球形になる。

視神経は感覚情報を網膜から脳に伝えている。網膜神経節細胞の軸索が集まってできている。

ヒトの網膜は**網膜中心動脈**から血液が供給されている。網膜中心動脈は視神経乳頭（**視神経円板**ともいう）から眼球内に入る。この動脈が遮断されると、網膜が壊死して失明する恐れがある。

眼の部位

強膜
脈絡膜
後部
毛様体
毛様体小帯
前部
角膜
水晶体
毛様体筋
網膜
視神経乳頭
視神経
網膜中心動／静脈

網膜と視神経

網膜には色素上皮層と神経層がある。**色素上皮層**は、メラニン色素を含む上皮細胞からなる単層上皮で、神経網膜と脈絡膜のあいだにあり、光の散乱を防いでいる。

神経網膜には3層の網膜ニューロン層があり（光受容細胞〔視細胞〕、双極細胞層、神経節細胞層）、各層の境界にはシナプス間隙の層がある。

光は**神経節細胞層**と**双極細胞層**を通過して、光受容細胞に到達する。

光受容細胞には、薄暗いところで白黒の区別をする**桿体細胞**と、明るいところではっきりとした色を知覚する**錐体細胞**の2種類がある。

神経節細胞の軸索は視神経乳頭（盲点になるところ）に集まり、ここから眼球の外に出ていく。

視神経は、**視交叉**を通過する。視交叉では、鼻側網膜の軸索が交叉する。これ以降、軸索は**視索**になる（下の図を参照）。

視索の神経線維の大半は、視床の**外側膝状体**（外側膝状核ともいう）に情報を伝える。一部は中脳の**視蓋前域**と**上丘**まで伸びて、視覚反射にかかわる。

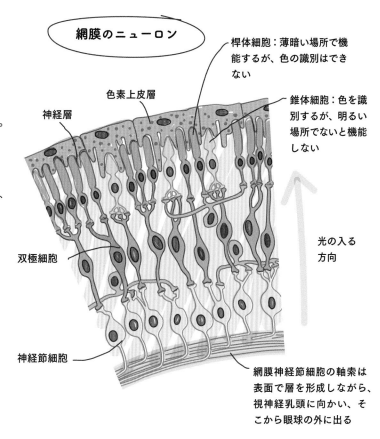

網膜のニューロン

桿体細胞：薄暗い場所で機能するが、色の識別はできない

錐体細胞：色を識別するが、明るい場所でないと機能しない

色素上皮層

神経層

双極細胞

神経節細胞

光の入る方向

網膜神経節細胞の軸索は表面で層を形成しながら、視神経乳頭に向かい、そこから眼球の外に出る

視覚の形成、視野局在、視覚反射

視覚情報の分析は側頭葉（腹側視覚路）で行なわれ、人の顔や動物など、日頃から見慣れているものの形や色、見た目の質感が認識される。

外側膝状体の軸索は後頭葉の**一次視覚野**に達する。一次視覚野では、視野局在情報が集められる。それらの情報が二次視覚野に送られ、物体の位置や形状が認識される。

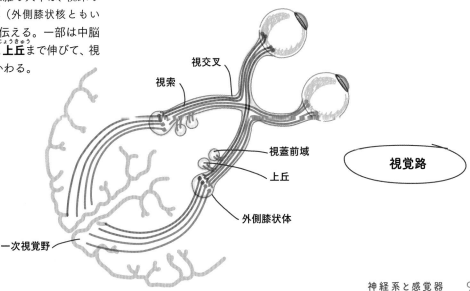

視交叉

視索

視蓋前域

上丘

外側膝状体

一次視覚野

視覚路

耳と聴覚

耳は外耳（がいじ）、中耳（ちゅうじ）、内耳（ないじ）の３つの部位に分けられる。聴覚と平衡覚（へいこう）（頭位による平衡覚、加速度）にかかわる感覚器は内耳にある。

外耳

外耳は**耳介軟骨**、入口付近を占める**外耳道軟骨**、その奥を占める骨性外耳道、**鼓膜**（じかい）（鼓膜／鼓室）で構成される。外耳道の腺は**耳垢**（じこう）を分泌している。耳垢はワックス状の物質で、細菌や真菌の繁殖を防ぐ。

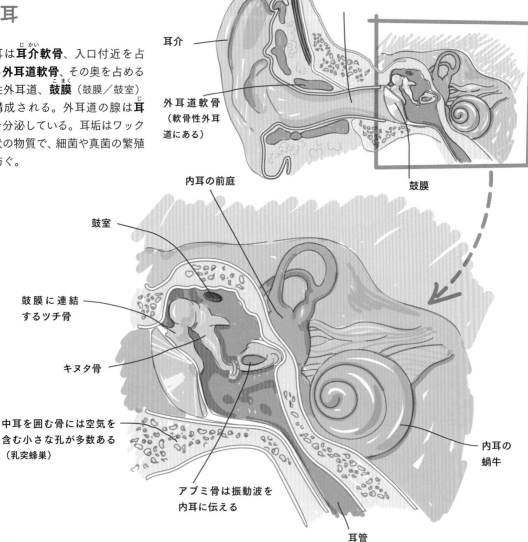

外耳、中耳、内耳

外耳道

耳介

外耳道軟骨
（軟骨性外耳道にある）

鼓膜

内耳の前庭

鼓室

鼓膜に連結するツチ骨

キヌタ骨

中耳を囲む骨には空気を含む小さな孔が多数ある（乳突蜂巣）

アブミ骨は振動波を内耳に伝える

内耳の蝸牛

耳管

中耳

中耳は、空気で満たされた空洞で、耳管（エウスタキオ管、または咽頭鼓室管（いんとうこしつかん））を介して上咽頭（鼻咽頭ともいう）とつながっている。上咽頭とつながっていることで、

標高が変わっても鼓膜の内外の気圧を等しく保てる。

鼓膜から前庭窓（ぜんていそう）までの空間に、小さな３つの骨（耳小骨）が連結して存在する。３つの骨は**ツチ骨**、

キヌタ骨、**アブミ骨**で、鼓膜の振動を20倍に増幅し、その振動情報を内耳に伝える。

中耳は側頭骨の乳突蜂巣（にゅうとつほうそう）とつながっている。

内耳

内耳には、液体で満たされた一連の管（迷路）が、側頭骨錐体部に埋めこまれている。外側の**骨迷路**が内側の**膜迷路**をおおっている。

内耳には、聴覚と平衡覚という2つの機能がある。

蝸牛には、蝸牛管（中央階）、鼓室階、前庭階があり、これらは聴覚にかかわっている。

前庭器には卵形嚢、球形嚢、半規管があり、これらは平衡覚と直線加速度、回転加速度を感知している。

卵形嚢と**球形嚢**には感覚受容器（平衡斑）があり、この平衡斑が重力や直線加速度を感知している。

半規管は3つが3方向に互いに直角に配置され（3つ合わせて三半規管とも呼ばれる）、頭部にかかる回転の角加速度を感知している。

膜迷路と骨迷路

骨迷路　膜迷路　骨半規管の内側には膜半規管がある　内耳神経の枝の前庭神経

前庭器の卵形嚢

前庭窓に付着しているアブミ骨　前庭器の球形嚢　蝸牛の中の蝸牛管

蝸牛の断面

蝸牛と聴覚

連結した耳小骨から伝わった振動が前庭窓を揺り動かし、圧力波として**前庭階**に伝わる。基底膜の振動によって、**有毛細胞**の不動毛（微絨毛の一種）が曲がり、発生した活動電位が蝸牛神経線維に伝わる。

基底膜は蝸牛の入口付近のほうが堅いため、高周波音は、その部分にある有毛細胞にまでしか届かない。

聴覚情報は、**内耳神経（CN8）**の枝の蝸牛神経を通って脳幹に伝わり、最終的に大脳皮質側頭葉の聴覚野に達する。

前庭階

ラセン神経節には、蝸牛ニューロンの細胞体がある

前庭膜

蝸牛管（中心階）

蝸牛の有毛細胞は基底膜上にある

鼓室階

内耳神経の枝の蝸牛神経

平衡覚と加速度
前庭の情報は脳幹内の前庭神経核のニューロン群に伝わる。これらのニューロン群は小脳と脊髄に情報を送り、小脳を通じて眼球の協調運動を助け、脊髄を通じて姿勢筋をコントロールしている。平衡覚の認識には頭頂葉がかかわっている。

味覚

味の認識は化学的な知覚である。つまり味覚とは、化学物質（味物質）が特定の受容体に結合して、シグナルが発生することで伝わる感覚だ。味物質の受容体は口腔内の味蕾にある。

味蕾の構造

味蕾は楕円形で、口腔上皮に埋めこまれている。中央部の**味孔**と３種類の細胞からなる。

支持細胞は味覚受容細胞を取りかこんでいる。成熟すると味覚受容細胞になる。

基底細胞は幹細胞で、味蕾の基底部にあり、支持細胞をつくっている。

味覚受容細胞にはひじょうに細かい微絨毛があり、微絨毛は味孔から味蕾の外まで伸びている。微絨毛には味物質分子の受容体がある。味覚受容細胞の寿命は短く、わずか10日間で新たな味覚受容細胞に置き換わる。

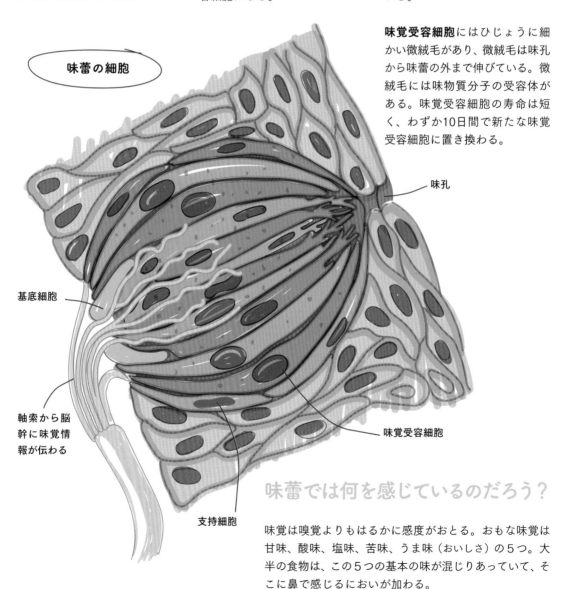

味蕾の細胞

味孔

基底細胞

軸索から脳幹に味覚情報が伝わる

味覚受容細胞

支持細胞

味蕾では何を感じているのだろう？

味覚は嗅覚よりもはるかに感度がおとる。おもな味覚は甘味、酸味、塩味、苦味、うま味（おいしさ）の５つ。大半の食物は、この５つの基本の味が混じりあっていて、そこに鼻で感じるにおいが加わる。

味蕾はどこにある？

味蕾は、若年成人では約1万個あるが、年齢とともに減少する。味蕾はおもに舌、軟口蓋、咽頭、喉頭蓋にある。

乳頭（にゅうとう）は舌にある突起で、ここに味蕾が分布している。乳頭には、舌の側面の**葉状乳頭**（ようじょう）、舌の上部背面にあるキノコのような形の**茸状乳頭**（じ・じょう）、舌の奥のほうの細い堀を巡らせた城郭のような形の有郭乳頭（ゆうかく）がある。

味覚情報はどのように伝わるのだろう？

味覚情報は3つの神経によって脳幹に伝えられる。各神経の経路に知覚神経節がある（CN7、CN9、CN10の位置については91ページを参照）。

顔面神経（CN7）は、舌の前部3分の2からの味覚を伝えている。

舌咽神経（CN9）は、舌の後部3分の1からの味覚を伝えている。

迷走神経（CN10）は、咽頭と喉頭蓋からの味覚を伝えている。

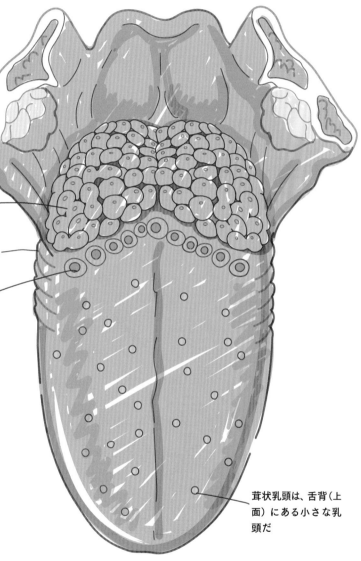

舌の乳頭

舌扁桃（リンパ組織、133ページを参照）

葉状乳頭は舌の側面にあり、縞模様（しま）になっている

有郭乳頭は、舌の前側3分の2と、後側3分の1の境界部にV字型に並んでいる

茸状乳頭は、舌背（上面）にある小さな乳頭だ

味覚情報は延髄に伝えられる。味覚信号が延髄から視床を通って、頭頂葉の一次味覚野に伝わり、味として認識される。

舌で味を感じていないときでも、味覚が視床下部の機能や情動に影響をおよぼすことがある。この現象は、味や、においから思い出す記憶によって起こるもので、脳の側頭葉が関係している。

嗅覚

嗅覚、すなわち、においは味覚と同様に化学的な知覚で、化学物質（におい物質）が嗅上皮にある特定の形の受容体に結合すると、信号が発生する。信号は、嗅神経（CN1）を構成する微細な神経線維から嗅球に達する。

感じているのは、どんなにおいだろうか？

人間は約1万種類のにおいを嗅ぎわけることができる。実をいうと、嗅覚は味覚よりもはるかに繊細だ。味覚で識別できる味はわずか5種類なのだから。

食物を味わっているとき、口から上咽頭をへて、嗅上皮に達するにおいが果たす役割は大きい。

嗅上皮が占める面積は約5cm²で、**篩骨篩板**の下側にあり、篩骨の上鼻甲介まで広がっている。

口蓋は口腔の上壁を形成し、**硬口蓋**と**軟口蓋**に分かれている。口腔と鼻腔を仕切る口蓋があることで、食物を充分に咀嚼してから飲みこめるようになっている。

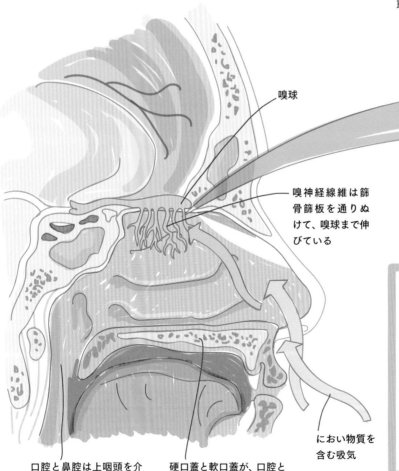

鼻腔の嗅覚部

嗅球

嗅神経線維は篩骨篩板を通りぬけて、嗅球まで伸びている

口腔と鼻腔は上咽頭を介してつながっている

硬口蓋と軟口蓋が、口腔と鼻腔をへだてている

におい物質を含む吸気

嗅覚の中枢処理
嗅索線維は、側頭葉内側面にある**一次嗅覚野**で終わり、ここからにおいの認識が始まる。
におい情報は、扁桃体や視床下部の神経終末を介して情動や生殖にも影響をおよぼす。

嗅球の構造と機能

左右一対の嗅球は、脳前頭葉の下面、篩骨篩板の真上にある。嗅神経線維は嗅球に達し、**僧帽細胞**などの嗅索ニューロンの樹状突起に情報を伝える。嗅索ニューロンの神経線維は**嗅索**を形成し、前脳嗅覚野まで伸びている。

基底細胞とは、嗅細胞をつくりだす幹細胞だ。基底細胞はたえず細胞分裂をして、嗅細胞を補充している。嗅細胞は、鼻腔内の有害な環境にさらされ、約30日で寿命が尽きる。

支持細胞は、嗅細胞を物理的に支え、栄養を与えて、絶縁体として機能している。また、におい物質を嗅受容体に伝えるにおい物質結合タンパク質をつくっている。

嗅腺（ボーマン腺）は、におい物質を溶解する粘液を分泌し、におい物質を受容体に結合しやすくしているだけでなく、嗅細胞を保護してもいる。

嗅球、嗅神経線維、嗅上皮

嗅索

僧帽細胞

糸球体ではシナプスを介して、嗅細胞の軸索が僧帽細胞の樹状突起とつながっている

嗅球は鼻腔の真上にある

篩骨篩板

嗅細胞の軸索は嗅神経線維

嗅腺（ボーマン腺）

基底細胞

支持細胞

嗅細胞

各嗅細胞の樹状突起の末端は、こぶ状にふくらんでいて、そこから嗅毛が細胞上皮表面に伸びて放射状に広がっている

吸いこんだ空気とともに、におい物質が上皮の表面へ運ばれる

嗅上皮の構造

嗅細胞は、嗅上皮の感覚細胞だ。嗅上皮には、1000万から1億個の嗅細胞があり、この数は年齢とともに減っていく。各嗅細胞の樹状突起の末端は、こぶ状にふくらんでいて、そこから嗅毛が細胞上皮表面に伸びて放射状に広がっている。におい物質は，嗅毛にある嗅受容体に結合する。この結合によって活動電位が発生して、それが嗅細胞の軸索に沿って伝わり、篩板を通りぬけて、嗅球に達する。

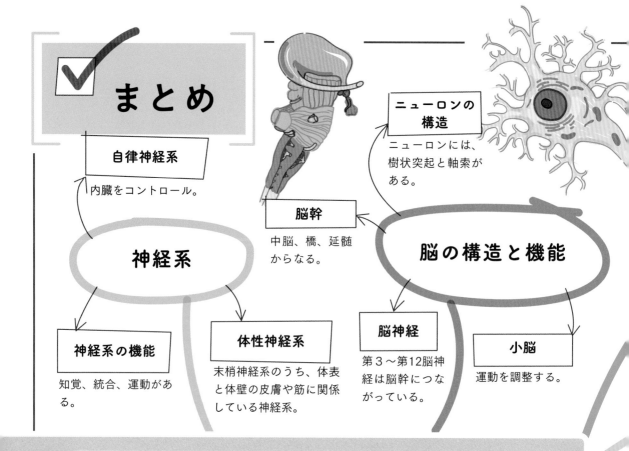

✓ まとめ

自律神経系

内臓をコントロール。

神経系

神経系の機能

知覚、統合、運動がある。

体性神経系

末梢神経系のうち、体表と体壁の皮膚や筋に関係している神経系。

脳幹

中脳、橋、延髄からなる。

ニューロンの構造

ニューロンには、樹状突起と軸索がある。

脳の構造と機能

脳神経

第3〜第12脳神経は脳幹につながっている。

小脳

運動を調整する。

神経系と知覚

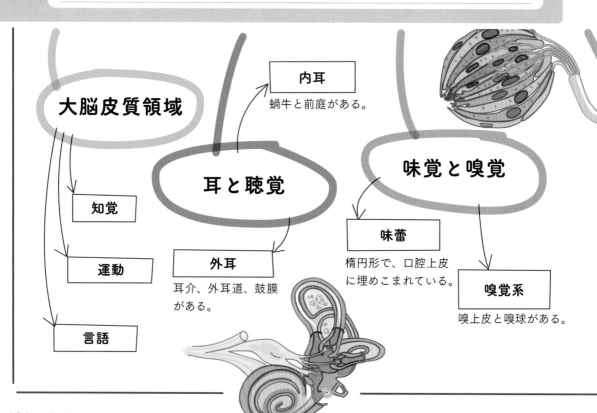

大脳皮質領域

知覚

運動

言語

耳と聴覚

内耳

蝸牛と前庭がある。

外耳

耳介、外耳道、鼓膜がある。

味覚と嗅覚

味蕾

楕円形で、口腔上皮に埋めこまれている。

嗅覚系

嗅上皮と嗅球がある。

視神経（CN2）

眼球の後面から始まる。

三叉神経（CN5）

顔面の知覚を伝え、咀嚼筋を支配。

顔面神経（CN7）

顔面筋、唾液腺の一部を支配し、味覚にかかわる。

嗅神経（CN1）

嗅上皮から出ている複数の神経線維。

頭頸部の神経

内耳神経（CN8）

聴覚と前庭機能にかかわる。

迷走神経（CN10）

咽頭筋と消化腺を支配。

尺骨神経

一部の前腕筋、小指球筋を支配し、手掌内側（尺骨側）の指1本半の皮膚感覚を伝える。

坐骨神経

脛骨神経と総腓骨神経に分枝。

肩と上肢の神経

臀部と下肢の神経

正中神経

前腕の屈筋の大半と母指球筋を支配し、手掌外側（橈骨側）の指3本半の皮膚感覚を伝える。

橈骨神経

上腕三頭筋、前腕の伸筋を支配し、手背の感覚を伝える。

大腿神経

大腿の屈筋と膝の伸筋を支配する。

閉鎖神経

大腿の内転筋を支配する。

腋窩神経

三角筋、小円筋を支配し、肩の上部の感覚を伝える。

眼と視覚

網膜と視神経

網膜は光に対する感度がある。視神経は脳に情報を伝える。

視覚野

視野地図がある。

循環器系

　循環器系または心臓血管系は、身体をめぐり、ガスや栄養分、老廃物、免疫細胞、重要なタンパク質やミネラルなどを効率よく輸送する。1分あたり60〜70回心臓が拍動して、約5Lの血液が体内の血管に送りだされている。血管の構造は用途によって異なる。用途とは、たとえば勢いよく流れる血液の圧力に耐えたり（動脈）、組織と効率のいい物質交換を行なったり（毛細血管）、または余分な血液を一時貯蔵し、残りを心臓へ送り戻したり（静脈）などがある。

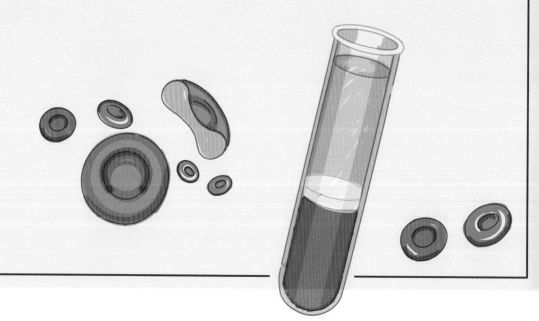

血液の循環

循環器系は、筋ポンプ（心臓）と、体循環と肺循環という2つの連続する循環システムからなる。

体循環と肺循環

体循環は肺以外のすべての器官にガスや栄養などを輸送する。**肺循環**は、肺のなかで血液のガス交換が行なわれる。体循環でも肺循環でも、血液は（左・右）心室から（大・肺）動脈へ出て、それぞれの細動脈、毛細血管、細静脈、静脈をめぐったあと、（右・左）心房へと戻る。そしてふたたび血液は、心臓から拍出される。

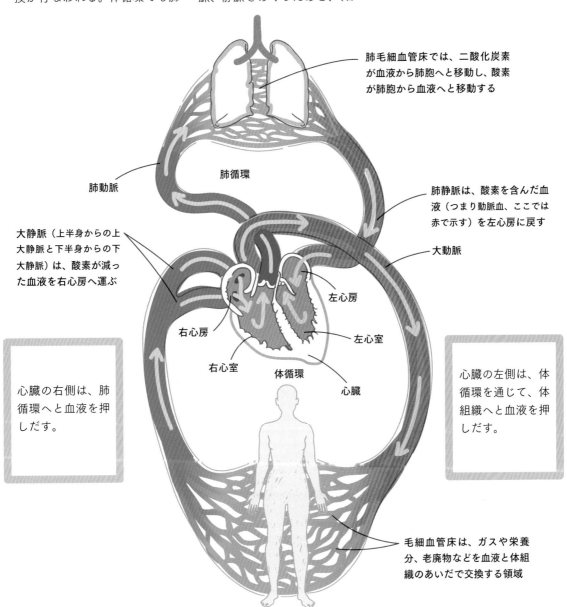

肺毛細血管床では、二酸化炭素が血液から肺胞へと移動し、酸素が肺胞から血液へと移動する

肺循環

肺動脈

肺静脈は、酸素を含んだ血液（つまり動脈血、ここでは赤で示す）を左心房に戻す

大静脈（上半身からの上大静脈と下半身からの下大静脈）は、酸素が減った血液を右心房へ運ぶ

大動脈

左心房

右心房

左心室

右心室　体循環　心臓

心臓の右側は、肺循環へと血液を押しだす。

心臓の左側は、体循環を通じて、体組織へと血液を押しだす。

毛細血管床は、ガスや栄養分、老廃物などを血液と体組織のあいだで交換する領域

循環器系の血管

循環器系には、さまざまな機能によってさまざまな血管のタイプがある。各血管のタイプは、その役割に適応している。動脈は平滑筋と弾性線維でできた厚い壁が血管壁の中層（中膜）にあって、高圧に耐えている。細動脈はきわめて細い血管だけれど、血管壁の平滑筋の収縮によって、血圧をコントロールし、血液の流れを調節している。すべての血管は3層になっていて、内皮細胞という扁平上皮細胞の層で内腔表面がおおわれている。

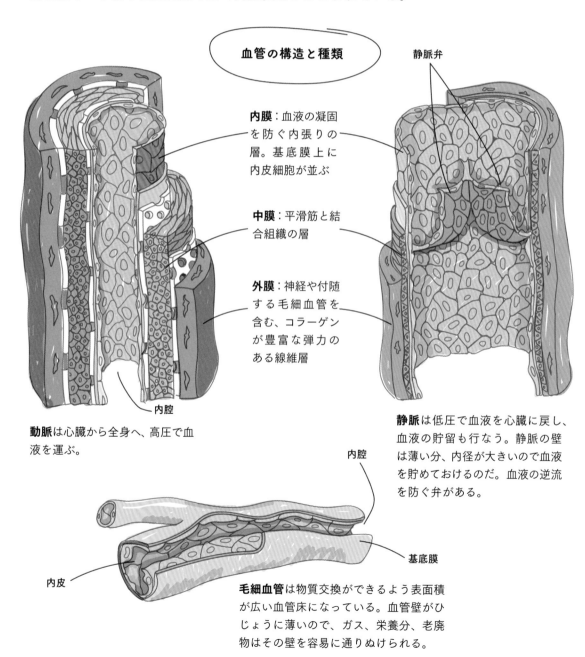

血管の構造と種類

静脈弁

内膜：血液の凝固を防ぐ内張りの層。基底膜上に内皮細胞が並ぶ

中膜：平滑筋と結合組織の層

外膜：神経や付随する毛細血管を含む、コラーゲンが豊富な弾力のある線維層

内腔

動脈は心臓から全身へ、高圧で血液を運ぶ。

静脈は低圧で血液を心臓に戻し、血液の貯留も行なう。静脈の壁は薄い分、内径が大きいので血液を貯めておけるのだ。血液の逆流を防ぐ弁がある。

内腔

基底膜

内皮

毛細血管は物質交換ができるよう表面積が広い血管床になっている。血管壁がひじょうに薄いので、ガス、栄養分、老廃物はその壁を容易に通りぬけられる。

心周期

心周期は、心拍動のたびに起こる一続きのイベントだ。この周期は、全身の静脈血が右心房に戻り、肺静脈の動脈血が左心房に戻るところから始まる。それから左右両方の**心房が収縮する**と（**心房収縮期**）、血液が押され、房室弁が開き、それぞれの心室へ血液が流れこむ。

心房の収縮が終わると**心室の収縮**（**心室収縮期**）が始まる。心室の圧が高まるにつれ、房室弁が閉まり（心音の第Ⅰ音）、大動脈半月弁が開き（左心室の大動脈弁、右心室の肺動脈弁）、左心室から大動脈へ、右心室から肺動脈幹へと血液が流れる。

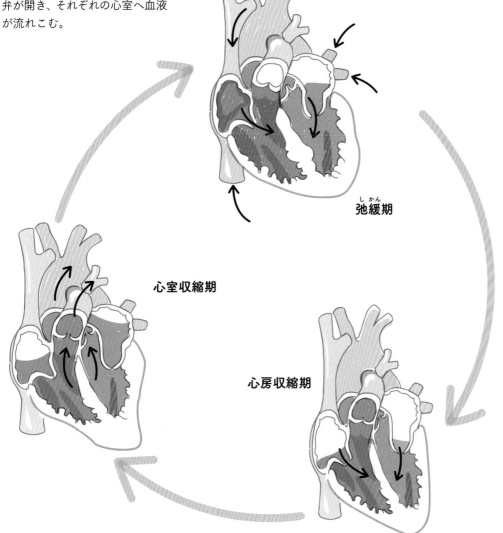

弛緩期（しかん）

心室収縮期

心房収縮期

心室収縮が終わると、心室の圧が血液の流れこんだ動脈の圧より下がり、大動脈弁と肺動脈弁が閉じる（**弛緩期開始**、心音の第Ⅱ音）。

心室**弛緩期**の後半に心室の圧が心房よりずっと低くなった結果、房室弁が開く。これによって、肺静脈と全身静脈から心房に血液が流れこみ、心房から心室へも流れこむ（矢印を参照）。

心室弛緩期か終わると、心房が収縮し（心房収縮期）、心房に残っていた血液の大半を心室へと押しだす。

心臓の構造と心筋

心臓は人が生きているあいだずっと拍動しつづける。だから変化していく環境に合わせるため、心筋の収縮を同期させる仕組みと、心拍数や収縮力を調整する仕組みが必要になる。

心臓

心臓は、4つの区画（2つの心房、2つの心室）があるポンプだ。

心房は静脈から血液を受けとって、心室に送りこむ。

心室は心房から血液を受けとって、動脈に押しだす。

心臓の活動は、自律神経系と**カテコールアミン**という循環ホルモンでコントロールされている。

心筋は絶えまなく活動するために、酸素の安定供給が必要だ。**冠（状）動脈**（左と右）は大動脈の最初の枝で、左心室から出てすぐ分枝している。心臓静脈は、おもに右心房へ血液を注ぎこむ。

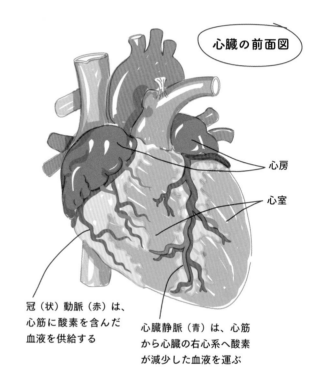

心臓の前面図

心房

心室

冠（状）動脈（赤）は、心筋に酸素を含んだ血液を供給する

心臓静脈（青）は、心筋から心臓の右心系へ酸素が減少した血液を運ぶ

心臓の弁

心臓の弁は、血流コントロールの鍵だ。心臓には4つの弁がある。**房室弁**は心室が収縮するときに、心室から心房へ血液が逆流するのを防ぐ。**大動脈半月弁**は、心室が弛緩するときに、大動脈と肺動脈幹から血液が逆流するのを防ぐ。

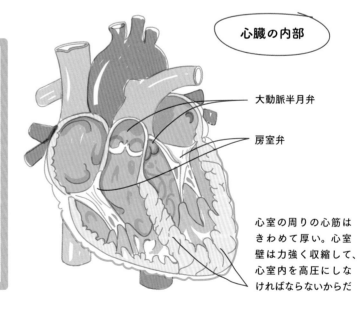

心臓の内部

大動脈半月弁

房室弁

心室の周りの心筋はきわめて厚い。心室壁は力強く収縮して、心室内を高圧にしなければならないからだ

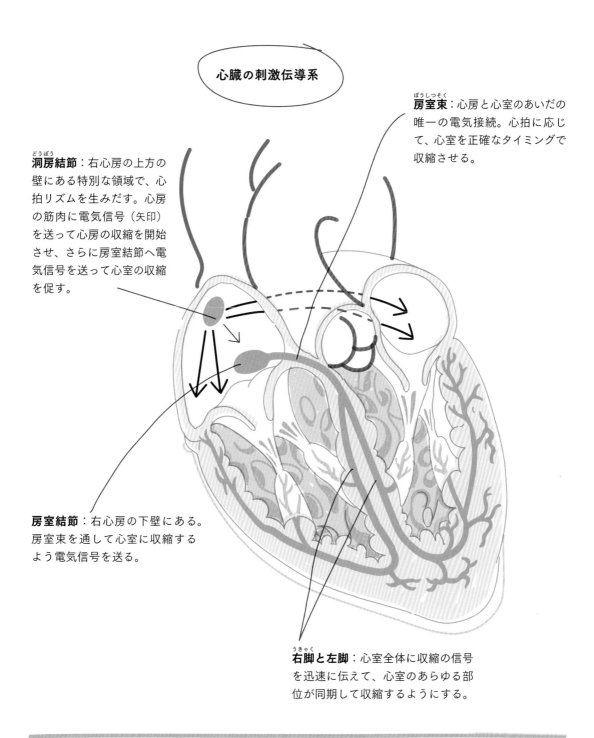

心臓の刺激伝導系

洞房結節：右心房の上方の壁にある特別な領域で、心拍リズムを生みだす。心房の筋肉に電気信号（矢印）を送って心房の収縮を開始させ、さらに房室結節へ電気信号を送って心室の収縮を促す。

房室束：心房と心室のあいだの唯一の電気接続。心拍に応じて、心室を正確なタイミングで収縮させる。

房室結節：右心房の下壁にある。房室束を通して心室に収縮するよう電気信号を送る。

右脚と左脚：心室全体に収縮の信号を迅速に伝えて、心室のあらゆる部位が同期して収縮するようにする。

心筋

心筋は電気的につながっている。骨格筋のように横紋があるけれども不随意筋だ。心筋細胞は特殊な介在板という構造でつながっているため、電気的に同期して収縮できる。

この電気的なつながりにより、心室のすべての心筋がタイミングを合わせて活性して収縮し、なめらかなポンプ様の動きが生まれる。

動脈と静脈

動脈は心臓から血液を運びだす、筋壁が厚い血管だ。静脈は血液を心臓に運びいれたり、毛細血管床のあいだをつないだりする（肝門脈や下垂体門脈）。

肺動脈幹、肺静脈、上下大静脈

肺動脈幹は、右心室から肺胞へ向かう血管だ。左肺動脈と右肺動脈に分岐して左右の肺へつながる（113ページを参照）。

肺静脈は、肺から左心房まで酸素を含んだ血液を運ぶ。左右の肺に2つずつ（上下）ある。

上下大静脈は、（肺以外の）ほぼ全身からの静脈血を右心房に運ぶ。上大静脈は、左右の腕頭静脈が合流してできている。

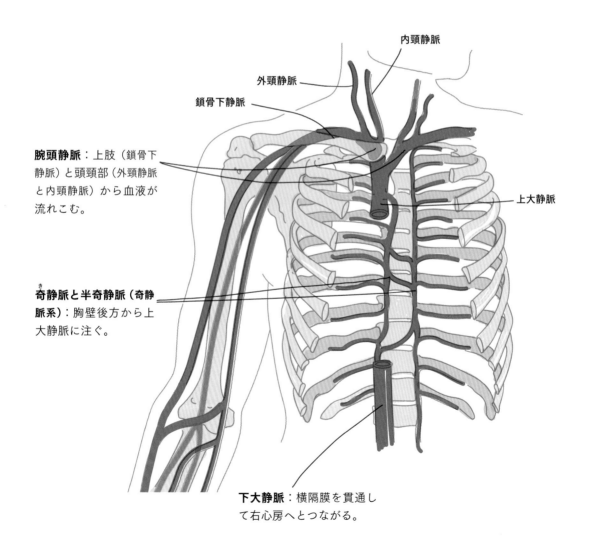

内頸静脈

外頸静脈

鎖骨下静脈

腕頭静脈：上肢（鎖骨下静脈）と頭頸部（外頸静脈と内頸静脈）から血液が流れこむ。

上大静脈

奇静脈と半奇静脈（奇静脈系）：胸壁後方から上大静脈に注ぐ。

下大静脈：横隔膜を貫通して右心房へとつながる。

胸部の動脈と静脈

身体のなかで最大級の血管が、胸部の縦隔、2つの肺とそれを包む胸膜嚢のあいだの正中部分を通る。

大動脈は最大の動脈で、左心室から全身へ酸素が豊富な血液を運ぶ。心臓から出た上行大動脈（**冠（状）動脈**を分枝）は、つぎに大動脈弓（**腕頭動脈**、**左総頸動脈**と**左鎖骨下動脈**を分枝）となり、下行大動脈（胸壁、大気道壁、食道、脊髄の動脈を分枝）となる。大動脈は横隔膜の孔（大動脈裂孔）を通る。

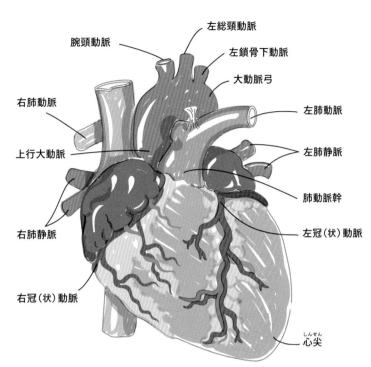

腕頭動脈
左総頸動脈
左鎖骨下動脈
大動脈弓
右肺動脈
左肺動脈
上行大動脈
左肺静脈
肺動脈幹
右肺静脈
左冠（状）動脈
右冠（状）動脈
心尖

腹部の動脈と静脈

腹部で最大の動脈は**腹大動脈**で、腰椎の高さにあり、下大静脈と並んでいる。腹大動脈は、**総腸骨動脈**へと分岐するまえに、内臓に血液を送っている。大動脈から3本の枝が消化管につながっている。

大動脈はその他の内臓と後腹壁にも血液を供給している。左右の**副腎動脈**は、副腎に血液を供給する。腎動脈は、腎臓と副腎の下部につながっている。**腰動脈**は後腹壁に血液を送る。**性腺動脈**は、性腺（卵巣または精巣）に血液を送る。**腹腔動脈**は、胃、十二指腸の上部、肝臓、胆嚢、膵臓の上部などに血液を送る。**上腸間膜動脈**は、十二指腸の下部、小腸、膵臓の下部、左結腸曲までの大腸に、**下腸間膜動脈**は、下行結腸、S状結腸と直腸に血液を送る。

**腹大動脈から
枝分かれした動脈**

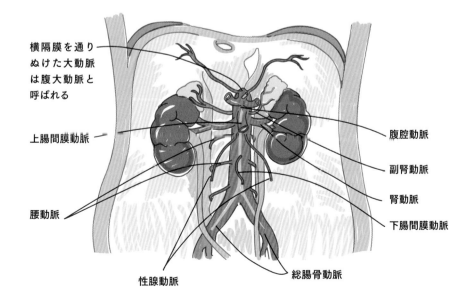

横隔膜を通りぬけた大動脈は腹大動脈と呼ばれる
上腸間膜動脈
腰動脈
性腺動脈
腹腔動脈
副腎動脈
腎動脈
下腸間膜動脈
総腸骨動脈

体壁と下肢から集められた静脈血は下大静脈に流れこむ。下大静脈は、2つの**総腸骨静脈**が合流する。下大静脈に注ぐ静脈には、**肝静脈**、**腎静脈**、**腰静脈**、**右副腎静脈**などがある。

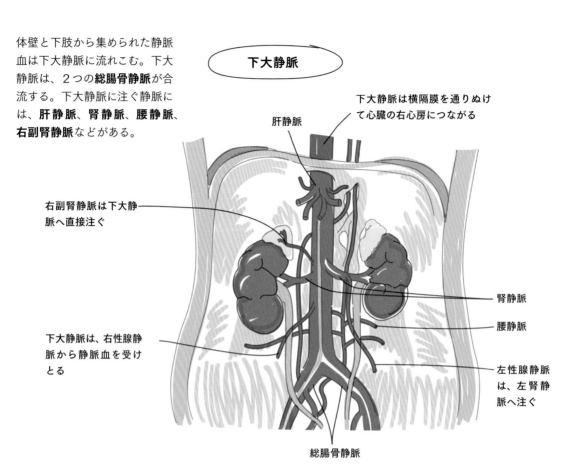

下大静脈

肝静脈

下大静脈は横隔膜を通りぬけて心臓の右心房につながる

右副腎静脈は下大静脈へ直接注ぐ

下大静脈は、右性腺静脈から静脈血を受けとる

腎静脈

腰静脈

左性腺静脈は、左腎静脈へ注ぐ

総腸骨静脈

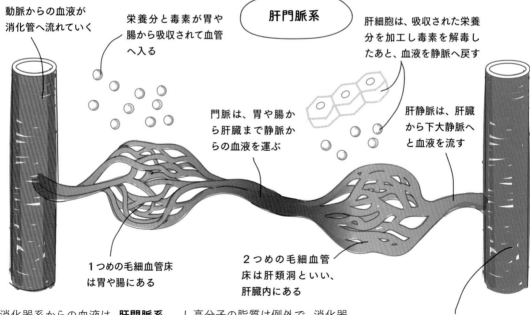

肝門脈系

動脈からの血液が消化管へ流れていく

栄養分と毒素が胃や腸から吸収されて血管へ入る

肝細胞は、吸収された栄養分を加工し毒素を解毒したあと、血液を静脈へ戻す

門脈は、胃や腸から肝臓まで静脈からの血液を運ぶ

肝静脈は、肝臓から下大静脈へと血液を流す

1つめの毛細血管床は胃や腸にある

2つめの毛細血管床は肝類洞といい、肝臓内にある

下大静脈は血液を心臓の右心系へ運ぶ。血液は肺循環を経たあと心臓の左心系からふたたび身体全体へと送りだされる

消化器系からの血液は、**肝門脈系**によって、肝臓に運ばれる。膵臓と脾臓を含む消化管全体に由来するほぼすべての栄養分とすべての毒素は、肝臓を通るときに監視され、それぞれ処理される。ただし高分子の脂質は例外で、消化器系からリンパ管に入る。

頭頸部の動脈と静脈

安静時でも、脳は酸素代謝率がきわめて高いので、動脈は毎分（心拍出量の約15%）0.75 Lの血液を脳へ運んでいる。その他の動脈は顔面や口腔、舌と咽頭に血液を供給している。

大動脈は、左心室から出ている大きな動脈だ。

大動脈弓では、**腕頭動脈**、**左総頸動脈**と**左鎖骨下動脈**が枝分かれしている。腕頭動脈は、**右総頸動脈**と**右鎖骨下動脈**に分かれる。

腕頭動脈は右側のみに存在し、顔面と脳の右側と、右上肢に血液を供給する。

左右の総頸動脈は、内頸動脈と外頸動脈へ枝分かれしている。**内頸動脈**は頭蓋内に入り、脳、下垂体、眼に血液を送る。枝分かれした動脈には、眼動脈と前大脳動脈、中大脳動脈などがある。**外頸動脈**は、舌動脈と顔面動脈によって舌と顔面に血液を送る。

椎骨動脈は、左右の鎖骨下動脈から分岐する。頸椎に沿って上行し、大後頭孔を通って頭蓋に入る。頭蓋内で分岐し脳幹と後頭葉に血液を送る。

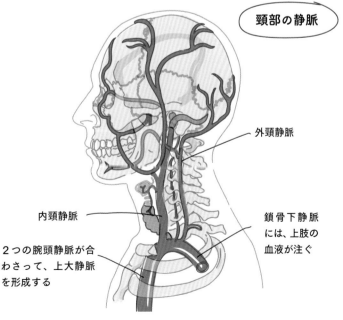

大動脈弓から枝分かれした動脈

内頸動脈

外頸動脈

椎骨動脈

右総頸動脈

右鎖骨下動脈は、右側上肢に血液を供給する

左総頸動脈

左鎖骨下動脈は、左側上肢に血液を供給する

腕頭動脈

大動脈弓

外頸静脈は表在静脈で、頭皮と頸部の基部、顔面の筋肉、口腔と咽頭から血液が注ぎこむ。外頸静脈は、**鎖骨下静脈**へ注ぐ。

内頸静脈は深部静脈で、脳、下垂体、眼から血液を受けとる。鎖骨下静脈に合流して、胸部で**腕頭静脈**になる。

頸部の静脈

外頸静脈

内頸静脈

2つの腕頭静脈が合わさって、上大静脈を形成する

鎖骨下静脈には、上肢の血液が注ぐ

上肢の動脈と静脈

上肢へ血液を送る動脈は、大動脈弓から枝分かれしている。鎖骨下動脈は第一肋骨の上を通っている。この部位は、緊急処置時に圧迫されることがある。上肢の静脈は最終的に上大静脈に注ぐ。

鎖骨下動脈は第1肋骨の外側縁を越えると、**腋窩動脈**という名前に変わる。さらに腋窩動脈は、大円筋の下縁を越えると**上腕動脈**という名前になる。肘の真正面にある上腕二頭筋腱のすぐ内側、上腕骨の遠位端あたりを圧迫すると、上腕動脈の拍動に触れることができる。

上腕動脈は、肘部で**橈骨動脈**と**尺骨動脈**に分かれる。

橈骨動脈は、手首の親指側、第1中手骨根元のすぐ近くで触知できる。

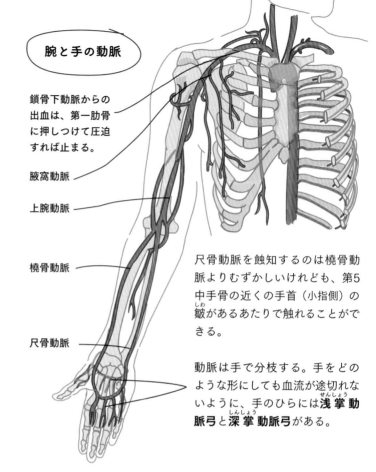

腕と手の動脈

鎖骨下動脈からの出血は、第一肋骨に押しつけて圧迫すれば止まる。

腋窩動脈

上腕動脈

橈骨動脈

尺骨動脈

尺骨動脈を触知するのは橈骨動脈よりむずかしいけれども、第5中手骨の近くの手首（小指側）の皺があるあたりで触れることができる。

動脈は手で分枝する。手をどのような形にしても血流が途切れないように、手のひらには**浅掌動脈弓**と**深掌動脈弓**がある。

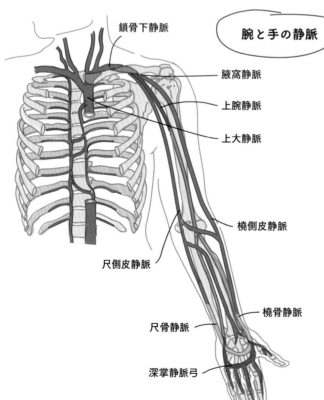

腕と手の静脈

鎖骨下静脈

腋窩静脈

上腕静脈

上大静脈

橈側皮静脈

尺側皮静脈

橈骨静脈

尺骨静脈

深掌静脈弓

上肢の静脈は表在静脈と深部静脈に分けられる。表在静脈は深部静脈へ流れこむ。

深部静脈は**深掌静脈弓**から始まり、**橈骨静脈**と**尺骨静脈**へ流れこみ、これらは合流して**上腕静脈**になる。

手の甲の背静脈弓は、表在性の**橈側皮静脈**と**尺側皮静脈**へ流れる。

上腕静脈は**腋窩静脈**に名前を変え、それが鎖骨下静脈に流れこみ、最後は上大静脈に注ぐ。

橈側皮静脈と尺側皮静脈はそれぞれ、深部の腋窩静脈と上腕静脈へ注ぐ。

下肢の動脈と静脈

下肢に血液を供給する動脈は、おもに外腸骨動脈から枝分かれしている。下肢の静脈は表在静脈と深部静脈があり、重力に逆らって上行するよう頑強な弁がついている。

大動脈は、腹部で枝分かれして2つの**総腸骨動脈**になる。

鼠径靭帯

各総腸骨動脈は、**外腸骨動脈**と**内腸骨動脈**に分かれる。

外腸骨動脈は、下肢に大半の血液を供給している。鼠径部にある**鼠径靭帯**(そけい)と交差するところで大腿動脈に名前が変わる。

大腿動脈は大腿に入って、**大腿三角**と呼ばれる領域を下行する。そして、大腿の裏側の**大腿深動脈**という深層の動脈の枝を出す。大腿動脈と大腿深動脈は、近くの筋肉に血液を供給する。

下肢の動脈：
前面の図（左）と後面の図（右）

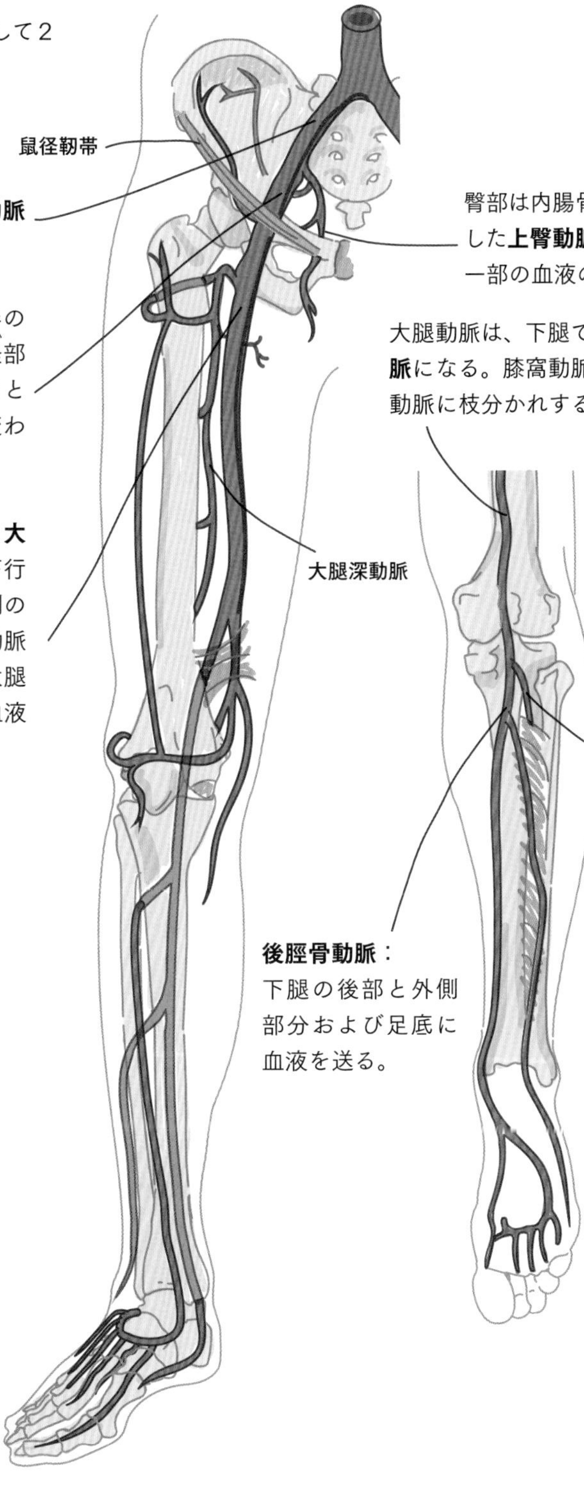

臀部は内腸骨動脈から枝分かれした**上臀動脈**と**下臀動脈**からも一部の血液の供給を受ける。

大腿動脈は、下腿では**膝窩動脈**になる。膝窩動脈は2つの動脈に枝分かれする。

大腿深動脈

前脛骨動脈：
下腿の前部と足背に血液を送る。

後脛骨動脈：
下腿の後部と外側部分および足底に血液を送る。

循環器系　117

下肢と足の静脈

わたしたちはたいてい座ったり、立ったり、歩いたりして日中をすごすので、足の血液は心臓まで1.5ｍもの高さを登っていかねばならない。血液を心臓まで戻すには、筋ポンプと**弁**とを使ったシステムが必要だ。

下肢には表在静脈と深部静脈がある。腓腹筋群は、深部静脈に圧を加えることでポンプの役目を果たし、一連の弁の力も借りて血液を押しあげる。表在静脈（**大伏在静脈**と**小伏在静脈**）は深部にもぐり深部静脈に注ぎこむ。いくつも弁があって、逆流を防止している。

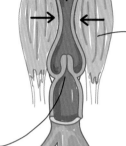

静脈の筋ポンプ

弁が開き、血液を押しあげる

深部静脈を囲んでいる骨格筋の収縮がポンプのように作用して、血液が下肢を上がっていく

閉じた弁は、血液が流れおちるのを防ぐ

下肢静脈の前面図

下大静脈に、左右の総腸骨静脈から血液が注ぎこむ

総腸骨静脈に、外腸骨静脈と内腸骨静脈から血液が注ぎこむ

外腸骨静脈に、下肢と前腹壁から血液が注ぎこむ

大腿静脈は、下肢で最大の静脈だ

小伏在静脈は、下腿後方の表在静脈だ

内腸骨静脈は、骨盤臓器と臀部からの血液を受けとる

大伏在静脈は、身体のなかで最大かつ最長の表在静脈だ

膝窩静脈

下腿の静脈の後面図

膝窩静脈には、脛骨静脈、腓骨静脈と小伏在静脈から血液が注ぎこむ

前脛骨静脈は、下腿前方の血液を通す

後脛骨静脈は、足低と腓腹部から血液を受けとる

大腿と臀部の静脈

膝窩静脈は、膝の裏側にある膝窩で、深部の前脛骨静脈、後脛骨静脈、表層の小伏在静脈から血液を受けとる。膝窩静脈はその後、**大腿静脈**と名前を変え、鼠径部を越えたところで**外腸骨静脈**になったあと、（骨盤と臀部の血液を心臓へ送る）**内腸骨静脈**と合流して**総腸骨静脈**になる。

毛細血管

毛細血管という微小な血管では、血液と組織のあいだで、ガスや栄養分、細胞、タンパク質、老廃物の交換が行われる。すべての毛細血管の共通の特性は、基底膜とその上の内皮細胞からなる薄い壁だ。

血液循環のなかで毛細血管はどのような位置にあるのだろうか?

毛細血管は、人体をめぐる血管のなかでも細動脈と細静脈のあいだに存在し、約200億本ある。

毛細血管への血液の流れは、**毛細血管前括約筋**の収縮または弛緩で調整される。この筋は**細動脈下流**（後細動脈ともいう）と毛細血管が出会う場所にある。

毛細血管によって**毛細血管床**が形成される。これは10〜100本の毛細血管が集まった一群で、単一の後細動脈から血液を受けとる。

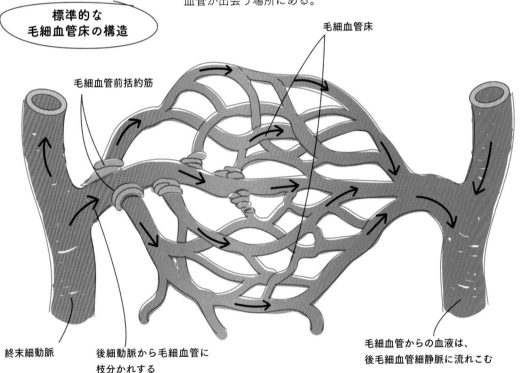

標準的な
毛細血管床の構造

毛細血管床

毛細血管前括約筋

終末細動脈

後細動脈から毛細血管に枝分かれする

毛細血管からの血液は、後毛細血管細静脈に流れこむ

毛細血管の機能

毛細血管のおもな機能は、ガスや物質の交換だ。毛細血管の壁は薄い基底膜と内皮細胞1層分の厚さしかないので、この役割にふさわしい。また、数多く枝分かれしているため、表面積がきわめて大きいという点からも、周囲の組織との物質交換に適している。

安静時の大半の組織内では（たとえば、活動していないときの筋肉）、一部の毛細血管でしか血流は活発でないが、必要に応じて、さらに毛細血管が開く（たとえば、運動時の筋肉）。

3種類の毛細血管

毛細血管には、連続性毛細血管、
有窓性毛細血管、洞様毛細血管
がある。

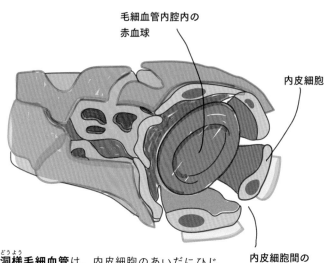

毛細血管の
タイプ

毛細血管内腔に
ある赤血球

毛細血管内腔内の
赤血球

内皮細胞の核

窓

毛細血管内腔内の
赤血球

内皮細胞

内皮細胞間の
大きな裂溝

内皮細胞

細胞間裂がせまいので、
タンパク質も細胞も通
りぬけられない

連続性毛細血管は、内皮細胞が途切れな
く並んで管をつくっている。この毛細血
管は脳や脊髄組織、肺、皮膚と骨格筋に
ある。タンパク質や細胞はこの血管壁を
通りぬけられない。

有窓性毛細血管は、内皮細胞の細胞膜に
小さな孔がある。この血管は、腎臓や小
腸の絨毛、脳室、内分泌腺の多くでみら
れる。窓（文字どおり小さな窓）を通じて、
比較的大きな分子とときには細胞が、血
管と周辺組織とのあいだを行き来する。

洞様毛細血管は、内皮細胞のあいだにひじ
ょうに広い隙間（裂け目）があって、高分子
のタンパク質や細胞が容易に通りぬけられ
る。この血管は赤色骨髄や脾臓、下垂体、副
甲状腺、副腎にある。骨髄では、洞様壁の
隙間を通って新しく造られた血球が血流へ
入る。

門脈系

通常、血液は細動脈から毛細血
管へ、毛細血管から細静脈へと流
れるが、器官系によっては、門脈
を通って、ひとつの毛細血管床か
らまた別の毛細血管床へと流れ
ることがある。

肝門脈系：消化器系の毛細血管
床からの血液が肝臓を通る。こ
れによって、消化器系から吸収さ
れた栄養分と毒素が、肝臓で監視
され、加工・解毒される（114ペー
ジを参照）。

下垂体門脈系：視床下部から下
垂体前葉を通っていく血液を介
して、脳から下垂体への放出ホル
モンによる刺激が可能になる。

血液の機能と成分

血液は結合組織で、液体の基質（血漿^{けっしょう}）と複数の血球からなる。血球は血液の半分近くを占める。血漿には重要なタンパク質が含まれている。

血液の機能

血液には、3つの機能がある。

- **輸送**：酸素と二酸化炭素、消化器系からの栄養分、内分泌腺からのホルモン、毒素、熱、老廃物を運ぶ。

- **調節**：体液のpHや体温を調整し、細胞の浸透圧にも影響をおよぼす。

- **保護**：体液の喪失を防ぐために凝固する。白血球、抗体などの免疫タンパク質、さまざまな血中溶質、補体、インターフェロンを備えていて、疾患から身体を防御する。

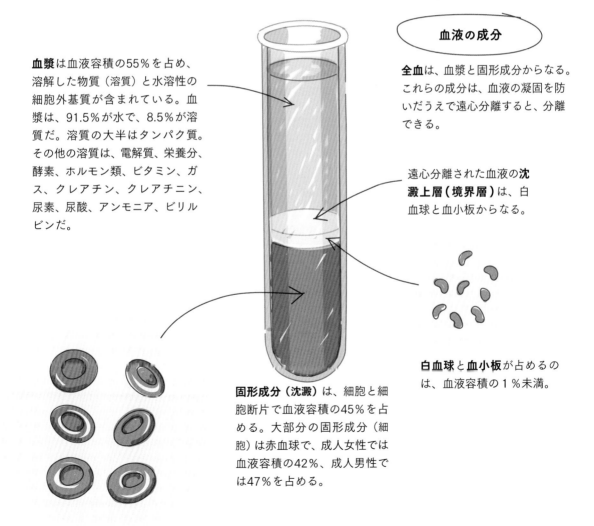

血漿は血液容積の55％を占め、溶解した物質（溶質）と水溶性の細胞外基質が含まれている。血漿は、91.5％が水で、8.5％が溶質だ。溶質の大半はタンパク質。その他の溶質は、電解質、栄養分、酵素、ホルモン類、ビタミン、ガス、クレアチン、クレアチニン、尿素、尿酸、アンモニア、ビリルビンだ。

血液の成分

全血は、血漿と固形成分からなる。これらの成分は、血液の凝固を防いだうえで遠心分離すると、分離できる。

遠心分離された血液の**沈澱上層（境界層）**は、白血球と血小板からなる。

白血球と**血小板**が占めるのは、血液容積の1％未満。

固形成分（沈澱）は、細胞と細胞断片で血液容積の45％を占める。大部分の固形成分（細胞）は赤血球で、成人女性では血液容積の42％、成人男性では47％を占める。

血漿タンパク質

血漿中にあるおもな血漿タンパク質は次の3つ。

・**アルブミン**：肝臓でつくられ、血漿タンパク質の54％を占める。膠質浸透圧を維持し、毛細血管床を通る血液に組織から水分が戻るようにする。pHのバッファー（緩衝）という役割もあるほか、ステロイドホルモンと脂肪酸の輸送もしている。

・**グロブリン**：形質細胞がつくる免疫グロブリンを含め、血漿タンパク質の38％を占める。ウイルスと細菌を攻撃する。α（アルファ）グロブリンとβ（ベータ）グロブリンは、鉄と脂肪を輸送する。

・**フィブリノーゲン**：肝臓でつくられ、血漿タンパク質の7％を占める。血液の凝固に欠かせない。

抗原：赤血球の表面には、特定の分子（抗原）が乗っている。その分子は免疫系によって認識される。

血球

血球の多くが**赤血球**だ。白血球と血小板は血液容積の1％に満たない。血球は、軸骨格と長骨の赤色骨髄でつくられる。

成熟した赤血球は両面がへこんだ円盤状で、核やその他の細胞内小器官がない。直径7〜8 μmで、ヘモグロビンが詰まっている（重さでいうと33％）。

血液凝固（止血）

止血は、血管から血液が失われるのを防ぐ自然なプロセスだ。止血には4つの要素がある。

・**血管攣縮**：損傷を受けた血管につながる細動脈を収縮させる。

・**血小板活性化**：血管の損傷部分で、ねばねばした血小板血栓がつくられる。

・**凝固**：血液は一連の凝固反応をへてかたまる。フィブリノーゲンはフィブリンに変化し、血球を結びつけて固体ゲルにする。

・**血餅収縮**：血小板に含まれているアクチンとミオシン（収縮性タンパク質）が、損傷端を引き寄せ、凝固した血液から液体を血清として絞りとる。

赤血球：細胞核がなく、細胞質にはヘモグロビンが詰まっていて、酸素と（一部の）二酸化炭素を運ぶ。

ヘモグロビンは、4つのペプチド鎖が結合したグロビンというタンパク質の一種だ。各ペプチドは、環状のヘム分子が1分子の鉄イオンを囲んでいる。酸素は鉄イオンと可逆的に結びつく〔結びついたり、離れたりできる〕。二酸化炭素もヘモグロビンと可逆的に結びつく。

赤血球

血液型
ABO式の血液型は、血液型のなかでもとくに重要だ。ABO式には、A型、B型、O型、AB型という4タイプがあり、赤血球の表面にある2つの抗原（抗原A、抗原B）の有無にもとづいて分類される。

ABO式とは別に、赤血球の表面に**Rh因子**がある人（Rh+）とない人（Rh−）という分類もある。

白血球

白血球は血液容積の1％に満たないけれども、重要な役割を果たしている。1 mm²の血液のなかに約4,800〜11,000個の白血球がある。

白血球には、**好中球**（66％）、**リンパ球**（23％）、**単球**（7％）、**好酸球**（3％）と**好塩基球**（1％）がある。

好酸球は寄生虫を殺し、アレルギー性反応を調節する。**好塩基球**は、アレルギー反応の際にヘパリン、ヒスタミン、セロトニンを放出する。

血液塗抹標本の細胞型

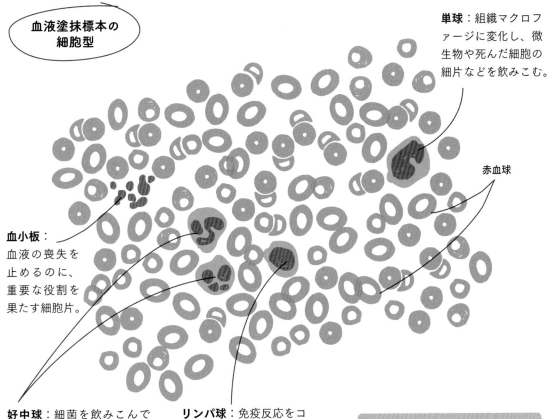

単球：組織マクロファージに変化し、微生物や死んだ細胞の細片などを飲みこむ。

赤血球

血小板：
血液の喪失を止めるのに、重要な役割を果たす細胞片。

好中球：細菌を飲みこんで（貪食）、リゾチーム（抗菌性酵素）を使って破壊する。

リンパ球：免疫反応をコントロールする。リンパ球のうち、B細胞は形質細胞（プラズマ細胞）へと変化して抗体をつくり、T細胞はウイルスやガン細胞を攻撃する。

赤血球はどのようにつくられるのだろうか？

赤血球の寿命は120日しかない。ほかのすべての血球のように、赤血球は多能性（さまざまな異なる細胞になれる能力がある）幹細胞からできる。核をもつ幹細胞が骨髄系幹細胞になり、それが前赤芽球、網状赤血球をへて赤血球になる。網状赤血球の段階では、核はすでにないが、細胞内小器官（リボソーム、ミトコンドリア）は一部残っている。

血小板
血小板（栓球とも呼ばれる）は、直径わずか2〜4 μmの小さな細胞片で、核はない。寿命はわずか5〜9日間だ。止血時、傷ついた血管壁に血小板血栓をつくる。これはとくに血管壁の小さな損傷に効果を発揮する。

血小板は、赤色骨髄で巨核球からつくられる。

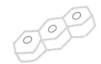

✓ まとめ

毛細血管床

ガスや栄養分や老廃物の
交換を行なう広大な領域
となる。

動脈

高圧がかかる
血管。

静脈

低圧で血液を貯留
する血管。

循環器系

心周期

心拍動のたびに起こる
一続きのイベント。

肺循環と体循環

肺循環は、肺内でガス交換を
行なう。体循環は肺以外のす
べての器官をめぐる。

上肢

腋窩動脈と上腕動脈か
ら血液が送られる。

下肢

おもに大腿動脈の分枝
から血液が送られる。

循環器系

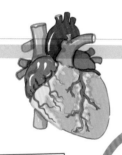

心臓と心筋の構造

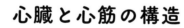

心臓

4つの部屋に分かれた
ポンプ。

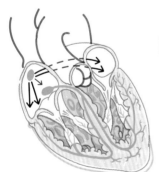

心筋

細胞が電気的につな
がっている。

心臓弁

血流のコントロールに
重要。

血液型

赤血球の表面にある抗原
という特定の分子の有無
で分類される。

白血球

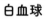

顆粒球、単球、リンパ球が
ある。

前腕と手

上腕動脈が、橈骨動脈と尺骨動脈に枝分かれして、さらに手の血管に分かれる。

頭頸部

大動脈弓からは腕頭動脈、左総頸動脈、左鎖骨下動脈が枝分かれする。

頭頸部の静脈

頭皮の静脈は、外頸静脈へ注ぎこむ。

動脈と静脈

胸部

胸大動脈は胸部で最大の動脈だ。

腹部

腹大動脈は腹部で最大の動脈だ。

肺動脈幹と肺静脈

肺動脈幹は、右心室から肺へと血液を運ぶ。肺静脈は肺から左心房まで酸素を含んだ血液（動脈血）を運ぶ。

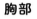

毛細血管

毛細血管の機能

壁が内皮細胞一層分の厚さしかないので、ガスなどの交換にふさわしい。

毛細血管床

毛細血管床は、単一の後細動脈から血液を受けとる10〜100本の毛細血管の集まりだ。

3種類の毛細血管

連続性毛細血管、有窓性毛細血管、洞様毛細血管。

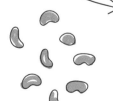

血液の機能と成分

血液の構成要素

血液は血漿と血球からなる。

血球

成熟した赤血球は両面がへこんだ円盤状で、核とその他の細胞内小器官がない。

血小板

血管壁に栓をして止血する。

免疫／リンパ系

　動脈を流れる血液が静脈で回収される血液の量を上回ると、細胞のあいだの空間に過剰な液体が溜まる。リンパ管はその液体を回収する。それをリンパ液という。リンパ系はリンパ液を胸部の主要な静脈へ戻す。また、外部から侵入してきたものがないか監視する。

　リンパ系のマクロファージ（貪食細胞）は死んだ細胞の欠片や侵入物（たとえば、細菌やウイルス、寄生虫）を取りのぞいて、それらが血流に入るのを防ぐ。リンパ管に沿って存在するリンパ節は、リンパ球をつくって、免疫応答をコントロールする。

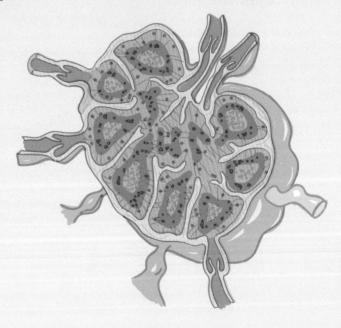

リンパ系の概要

細胞間の組織液はリンパ管に流れこみ、リンパ節に向かう。リンパ節は、外部から侵入したタンパク質や微生物を監視し、身体を防御する。

大半のリンパ節は気道に沿った胸腔や、消化器系を支えている腸間膜のあいだの腹腔にある。その他のリンパ節は、おもな関節にある。たとえば、肘の前面、脇の下（腋窩）、膝の裏（膝窩）、鼠径部、首など。

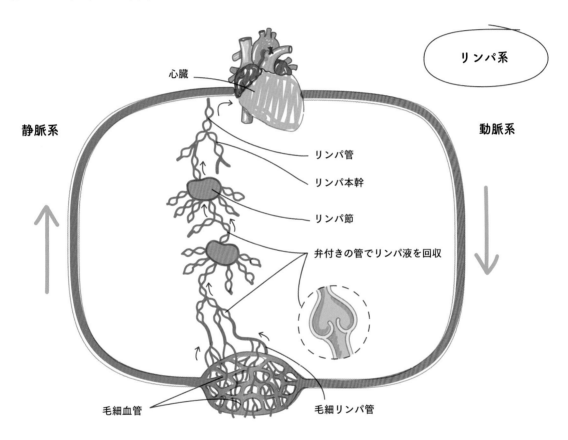

心臓

静脈系

動脈系

リンパ系

リンパ管

リンパ本幹

リンパ節

弁付きの管でリンパ液を回収

毛細血管

毛細リンパ管

免疫系の機能は、分泌される免疫タンパク質（抗体と補体系タンパク）と細胞性免疫防御（好中球、マクロファージとリンパ球）に依存している。この2本の防御の腕を同時に動かして、外部から侵入してきた病原体や癌を封じる。

リンパ管は、身体のさまざまな部位の過剰な組織液を回収する。20 Lの血液が、毎日、毛細血管で濾過され組織へ行きわたる。1日あたり17 Lが毛細血管の静脈の末端で再吸収される。したがって1日3Lが組織のなかに残るので、これを体循環に戻さねばならない。リンパ管はこの組織液を回収して、最終的に体循環の静脈側に戻す。

リンパ液が通るリンパ節には、免疫細胞が集中している。

リンパ節とリンパ管

リンパ節はエンドウ豆サイズの構造で、輸入リンパ管からリンパ液が流れこみ、輸出リンパ管にリンパ液を注ぐ。各リンパ節には、小さな動脈と静脈もつながっている。

リンパ節の構造

リンパ節の長さは 1〜25 mm。しっかりした結合組織の被膜におおわれている。被膜はリンパ節内に入りこんで小柱（梁柱）をつくっている。リンパ節組織は、表層の皮質と深部の髄質に分けられる。

外側の皮質は、**リンパ小節**または**リンパ濾胞**という B 細胞が卵形に集まった塊を含む。リンパ濾胞は、リンパ節の皮質に集まっている。一部のリンパ濾胞には、**杯中心**という部分がある。ここは、免疫記憶にかかわる領域で、形質細胞が抗体をつくる場でもある。抗原（たとえば細菌壁のタンパク質など）へ初めてさらされたあと、

メモリー B 細胞はリンパ節に残り、その抗原に再び出会ったとき、応答を強化することができる。

リンパ節内の皮質には、多くの T 細胞と樹状細胞がある。樹状細胞は T 細胞に抗原を提示し、刺激して増殖させ、リンパ節から出て、体外からの侵入物との戦いを開始するよう促す。

髄質には、B 細胞、抗体をつくっている形質細胞と食作用のあるマクロファージが存在する。

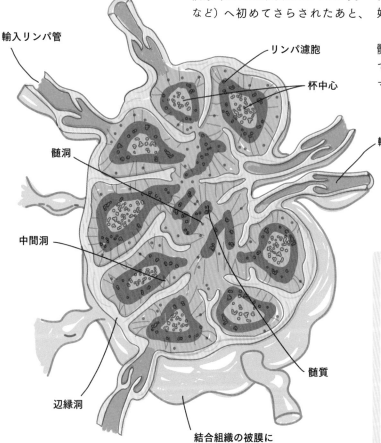

輸入リンパ管

リンパ濾胞

杯中心

髄洞

輸出リンパ管

中間洞

髄質

辺縁洞

結合組織の被膜に包まれたリンパ節

リンパの流れ

リンパ液は、リンパ節を通って流れる。リンパ液は**輸入リンパ管**からリンパ節に入り、**辺縁洞**、**中間洞**、**髄洞**を通って、**輸出リンパ管**から出ていく。輸入リンパ管は、被膜内へリンパ液を注ぐ。輸出リンパ管は、リンパ節の開いた門部からリンパ液を運びだす。

リンパ管

体内のリンパ管は、末梢から中心へ流れていく。つまり、リンパ液は指先から腋窩（脇の下）へ向かい、そこから胸腔へと流れる。最終的にすべてのリンパ液は、胸の上部で体循環の静脈へ流れこむ。

胸管は最大のリンパ管で、下半身全体と、左上半身（つまり左上肢、頭部と胸部の左半分）からリンパ液が流れこむ。

胸管は鎖骨下静脈と内頸静脈の接合部につながる。右リンパ本幹は、右鎖骨下静脈と右内頸静脈の接合部へ流れこむ。

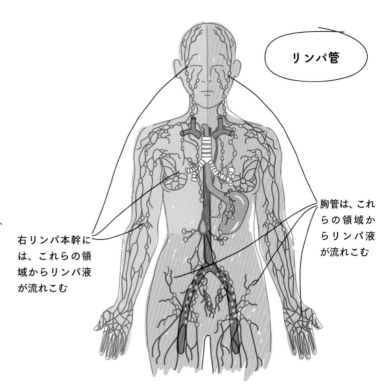

リンパ管

右リンパ本幹には、これらの領域からリンパ液が流れこむ

胸管は、これらの領域からリンパ液が流れこむ

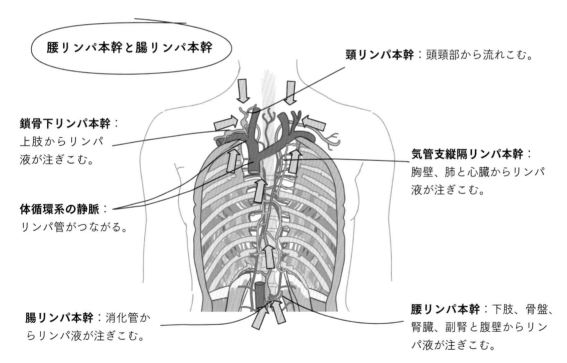

腰リンパ本幹と腸リンパ本幹

頸リンパ本幹：頭頸部から流れこむ。

鎖骨下リンパ本幹：上肢からリンパ液が注ぎこむ。

気管支縦隔リンパ本幹：胸壁、肺と心臓からリンパ液が注ぎこむ。

体循環系の静脈：リンパ管がつながる。

腸リンパ本幹：消化管からリンパ液が注ぎこむ。

腰リンパ本幹：下肢、骨盤、腎臓、副腎と腹壁からリンパ液が注ぎこむ。

リンパ管は、細胞と細胞のあいだにある（間質液を回収する）毛細リンパ管としてはじまる。毛細リンパ管は複数が合流してリンパ管を形成する。リンパ管にはきわめて薄い壁と弁があって、リンパ液を中心部へと導く。

リンパ管は合流して**リンパ本幹**になる。リンパ液はリンパ本幹から体静脈との接合部へと流れる。

腸からの毛細リンパ管は**乳糜管**<ruby>乳糜管<rt>にゅうび</rt></ruby>といい、高分子の脂肪を運ぶ。

大半の組織からのリンパ液は無色透明だけれど、小腸から出たリンパ液は脂肪球（乳状脂粒）が混じっているため乳白色で、**乳糜**という。

自然免疫と適応免疫

外部から入ってきた異物や病原体（病原微生物）に対する身体の反応を免疫という。免疫には、生まれつきもっている自然免疫（先天免疫）と適応免疫（獲得免疫）という2つの種類がある。

自然免疫

自然免疫は病原体に以前に出会っていようといまいと、すばやく応答する。つぎの4つの構成要素がある。

- 上皮の物理的なバリア
- 貪食細胞（マクロファージや好中球）
- ナチュラルキラー細胞
- サイトカインと補体系などの血液タンパク

血球

血球はいわば免疫系が備えている、機動性の高い武器だ。白血球は、自然免疫と適応免疫のいずれでも重要な役割を果たす。血液によって細胞や免疫タンパク質の迅速な輸送が行なわれているからこそ、身体全体で免疫応答がうまく調整される。

T細胞とB細胞の機能

細菌はその表面に抗原がある。抗体はこれらの抗原とくっつく

抗体は免疫系のタンパク質で、異物または侵入物にくっつく

B細胞から分化した形質細胞が、抗体をつくる

抗体がくっついた表面抗原

マクロファージは表面に抗体がくっついている細菌を認識して、ぱくりと飲みこむ

1 **B細胞**は分化して形質細胞となり、抗体をつくる。その他のB細胞の一部は長期間残るメモリーB細胞になる。メモリーB細胞のおかげで、抗原に再び出会ったときに、さらに強力な免疫応答がはたらく。

適応免疫

適応免疫は病原体に初めて出会ったあとに発達する。抗原を認識して応答することを学んだ細胞が、これにかかわる。適応免疫のタイプには、体液性免疫と細胞性免疫がある。

最初の適応免疫応答は**体液性免疫**だ。これは形質細胞がつくった抗体がかかわる。抗体は、病原体がもつ抗原にくっついたり、病原体が作る毒素を無毒化したりする。抗体と抗原の結合によって活性化したマクロファージが、その異物を飲みこむ。

2番目の適応免疫応答は、貪食細胞による病原体の取りこみ、または病原体（たとえばウイルスや細菌）が体細胞に侵入されたあとに起こる。細胞性免疫応答（細胞媒介性免疫）は、病原体が入りこんだ体細胞ごと破壊するので、たとえば癌細胞など異常な体細胞から防御することもできる。

リンパ球と単球

リンパ球は、抗原と抗体のあいだの反応を含め、免疫応答を媒介する。リンパ球にはB細胞、T細胞とナチュラルキラー細胞という3つのタイプがある（下記参照）。

血液中の**単球**の一部は、毛細血管壁を通りぬけて血管から出て、組織マクロファージになる。組織マクロファージは異物を飲みこむ。また、飲みこんだ病原体の抗原を自己の表面に提示して、免疫系のほかの要素を起動させたりもする。

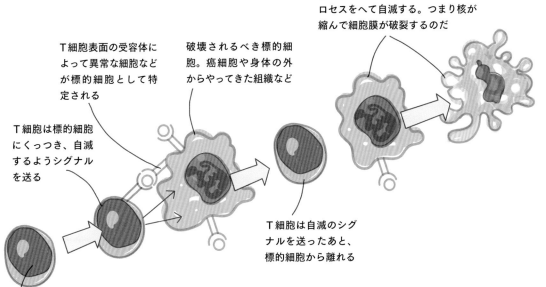

標的細胞は、アポトーシスというプロセスをへて自滅する。つまり核が縮んで細胞膜が破裂するのだ

T細胞表面の受容体によって異常な細胞などが標的細胞として特定される

破壊されるべき標的細胞。癌細胞や身体の外からやってきた組織など

T細胞は標的細胞にくっつき、自滅するようシグナルを送る

T細胞は自滅のシグナルを送ったあと、標的細胞から離れる

3　**ナチュラルキラー細胞**は、リンパ球のひとつで、ウイルス感染早期に重要な役割を果たす。酵素を使って、ウイルスに感染した細胞や腫瘍細胞を破壊する。骨髄から扁桃やリンパ節、脾臓に直接移動する。

2　**T細胞**は、体内に侵入したウイルスや癌細胞、移植された組織を攻撃する。T細胞は4種類ある。

- **ヘルパーT細胞**：B細胞と協力して抗体の産生を促す。
- **細胞傷害性T細胞**：細胞の破裂を引きおこして、標的細胞を破壊する。
- **制御T細胞**：ほかのT細胞を抑えて免疫応答のスイッチをオフできる。また、ビタミンBをつくる有益な腸細菌を保護する。
- **メモリーT細胞**：抗原を記憶して、その抗原に再び遭遇したとき、活発な反応を引きおこす。

免疫系の細胞

赤血球と同じように、白血球も赤色骨髄で多能性幹細胞から生まれる。多能性幹細胞は、骨髄系幹細胞またはリンパ系幹細胞になる。骨髄系幹細胞は、顆粒球マクロファージコロニー形成細胞になり、その後、好酸球、好塩基球、好中球などの顆粒球や、マクロファージなどの単球になる。

リンパ性幹細胞は、T細胞やB細胞、ナチュラルキラー細胞になる。

胸腺、扁桃、脾臓

胸腺と扁桃と脾臓は、それぞれ異なった機能をもつ大きなリンパ組織だ。胸腺はT細胞をつくり、扁桃は異物の侵入を防ぎ、脾臓は血液を浄化する。

胸腺

胸腺は、前胸部にある2葉の器官で、骨髄から移動してきた**T細胞**を成熟させる。胸腺は結合組織でできた**被膜**に包まれている。胸腺内部は結合組織でできた中隔で小葉に分かれている。各小葉の外側は皮質、内側は髄質という。

皮質は多くのT細胞、樹状細胞、上皮細胞、マクロファージからなる。樹状細胞は、T細胞の成熟を助ける。上皮細胞は、最高50個のリンパ細胞を囲みこむが、大半のT細胞は皮質内で死ぬ。死んだT細胞をマクロファージが食べる。成熟して生き残ったT細胞のみが**髄質**へ移動し、髄質には、成熟したT細胞、樹状細胞、マクロファージがちらばっている。

小児期にT細胞は胸腺を出て、リンパ節、脾臓と扁桃に留まる。思春期を過ぎると胸腺は脂肪性の残存組織になる。

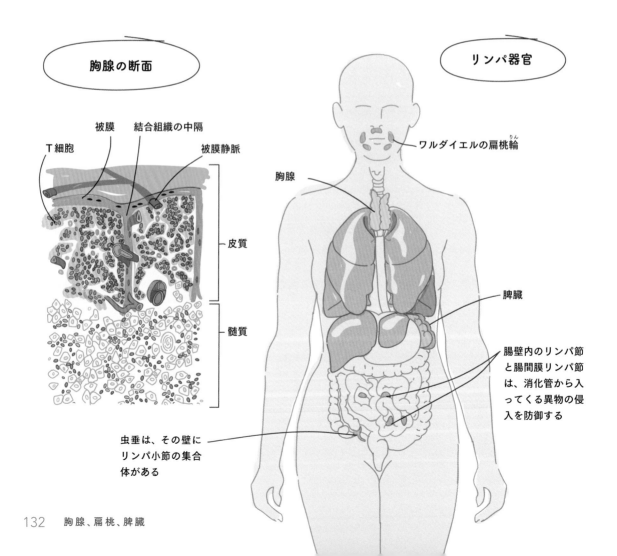

胸腺の断面

T細胞　被膜　結合組織の中隔　被膜静脈

皮質

髄質

虫垂は、その壁にリンパ小節の集合体がある

リンパ器官

ワルダイエルの扁桃輪

胸腺

脾臓

腸壁内のリンパ節と腸間膜リンパ節は、消化管から入ってくる異物の侵入を防御する

扁桃

５つの**扁桃**が気管と消化管の入り口周辺に（下記の左を参照）輪状に並んでいる。これをワルダイエルの**扁桃輪**という。粘膜でおおわれたリンパ組織の塊で、体内に入りこもうとする病原体を検知する。

咽頭扁桃（アデノイド）：上咽頭の後壁に埋めこまれている。

口蓋扁桃：口蓋窩で中咽頭の側壁に埋めこまれた１対の構造物。

舌扁桃：舌の後方３分の１の舌根の表面両側に存在する構造物。

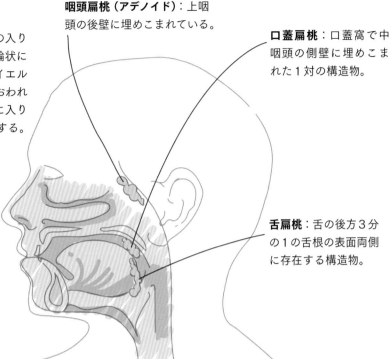

脾臓

脾臓は最大のリンパ器官で、左側の上腹部、横隔膜の下にある。厚い結合組織の被膜があり、それが内側に入りこんで小柱をつくっている。脾組織は、白脾髄と赤脾髄に分かれている。

白脾髄：リンパ組織で、中心動脈を囲むリンパ球とマクロファージからなる。白脾髄のリンパ球は、ほかのリンパ組織とほぼ同じようにふるまう。脾マクロファージは、血液に乗ってやってきた微生物を殺す。

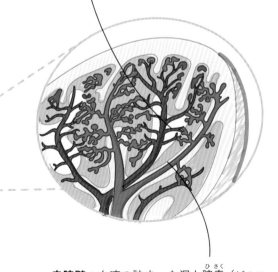

脾臓は、腹部の左側上方にあり、豊富な血管供給がある

赤脾髄：血液の詰まった洞と脾索（ひさく）（ビルロート索）からなる。脾索は、赤血球、マクロファージ、リンパ球、形質細胞、顆粒球を含む。赤脾髄は古い赤血球と血小板を除去するが、必要に応じて放出される血小板の貯蔵もしている。

✓ まとめ

扁桃

リンパ組織の塊で体内に入りこもうとする病原体を見つける。咽頭扁桃、口蓋扁桃、舌扁桃に分けられる。

胸腺

T細胞を成熟させる役目がある。

脾臓

横隔膜の下、腹部の左側上方にある。

胸腺、扁桃、脾臓

免疫／リンパ系

リンパ節の構造

リンパ節は、表層の皮質と深部の髄質に分けられる。

リンパ節とリンパ管

リンパの流れ

リンパ液は、輸入リンパ管から入って、輸出リンパ管から出ていく。

リンパ管

末梢から身体の中心へ向けてリンパ液を流す。

胸管

最大のリンパ管で、頭部と胸部の左半分と左上肢、および横隔膜から下の部分からのリンパ液が流れこむ。

腸からのリンパ液

乳糜管は高分子の脂質を運ぶ。

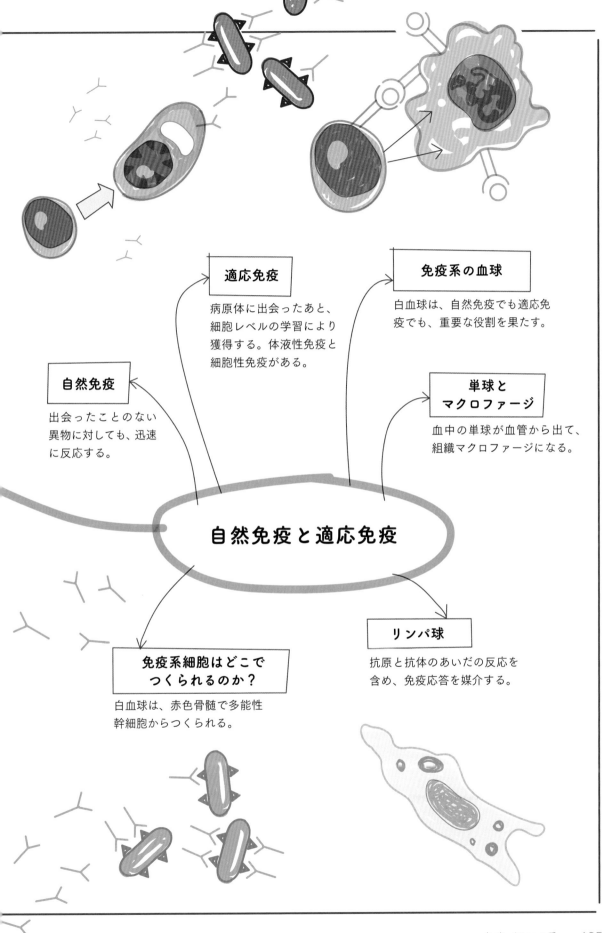

適応免疫

病原体に出会ったあと、細胞レベルの学習により獲得する。体液性免疫と細胞性免疫がある。

免疫系の血球

白血球は、自然免疫でも適応免疫でも、重要な役割を果たす。

自然免疫

出会ったことのない異物に対しても、迅速に反応する。

単球とマクロファージ

血中の単球が血管から出て、組織マクロファージになる。

自然免疫と適応免疫

免疫系細胞はどこでつくられるのか？

白血球は、赤色骨髄で多能性幹細胞からつくられる。

リンパ球

抗原と抗体のあいだの反応を含め、免疫応答を媒介する。

呼吸器系

　呼吸器系は、おもに血液と外部環境とのあいだのガス交換に関係している。このため、肺は肺循環を介して血液をたっぷり供給されていて、肺毛細血管床ではガス交換のために毎分5リットルの血液が供給されている。この豊かな血流と、吸いこまれた空気を隔てる肺胞の壁は厚さ2,000分の1mmにも満たない。

　呼吸器系の役割はほかにも、においを嗅ぐ（嗅覚）、声を出す（発声）、体温を一定に保つ（温度調節）、酸塩基バランスを制御することなどがある。

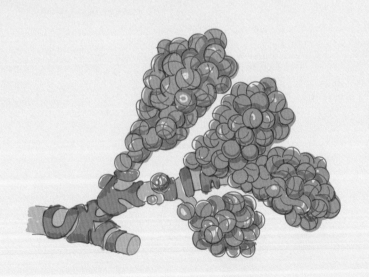

呼吸器系の概要

呼吸器系は鼻腔、咽頭、喉頭、気管、気管支からなる。気道は徐々に細くなって肺胞に到達する。

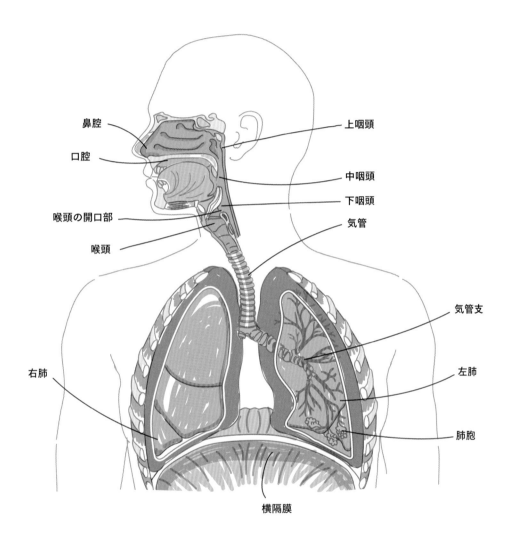

呼吸器系の空気の流れ

吸入された空気は、鼻部の上皮組織を通りぬけるうちに、あたためられ湿気を加えられる。その後、**上咽頭**から**中咽頭**を抜けて、空気は**喉頭口**に入る。食べたり飲んだりしているとき、喉頭口は閉じられる。食物や液体が、喉頭の近くを通って食道へ向かっているとき、間違って気道に入らないように蓋をしておくわけだ。

喉頭にやってきた空気は**気管**へと進む。気管は、胸部の中心で**主気管支**に分かれる。空気は合わせて23回もの分岐をへて**肺胞**に達する。ガス交換は、ぶどうのように房状になった肺胞の壁を通じて行なわれる。

鼻腔と副鼻腔

鼻腔の壁は粘膜におおわれていて、吸入された空気はここであたためられ、湿気が加えられ、塵や花粉や微生物が濾過される。鼻腔の天井部分には、においを感じるための嗅上皮がある。

鼻の構造

鼻は外鼻と鼻腔からなる。正面（前方）に鼻孔（外鼻孔）があり、そこから奥（後方）の後鼻孔（内鼻孔）を抜けて上咽頭へ通じている。

外鼻は骨の基部（**鼻骨と上顎骨**）としなやかな（ガラスみたいに半透明の）硝子軟骨（**外側鼻軟骨**、**鼻中隔軟骨**、**鼻翼軟骨**）でできていて、外部は皮膚に、内部は非角質性の重層扁平上皮におおわれている。

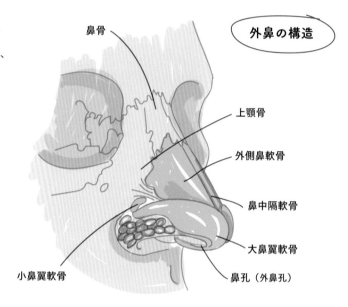

外鼻の構造

鼻骨
上顎骨
外側鼻軟骨
鼻中隔軟骨
大鼻翼軟骨
鼻孔（外鼻孔）
小鼻翼軟骨

鼻の内部

嗅上皮
蝶形骨洞
前頭洞
鼻腔
上咽頭
下鼻甲介
上鼻甲介
中鼻甲介
鼻前庭
中咽頭

鼻腔

鼻腔は鼻中隔によって左右に二等分されている。鼻中隔は、鼻中隔軟骨、篩骨と鋤骨からなる。大半は空気の通路だが、上部は嗅覚にかかわる。

嗅上皮は、鼻腔の上部にある特殊な感覚組織で、篩骨の篩板にあり、上鼻甲介に接している。

鼻腔の開口部付近は、**鼻前庭**と呼ばれていて、成長するにつれ鼻毛が生えてくる。

鼻の外側壁

外側壁は、鼻骨、涙骨、篩骨、下鼻甲介、上顎骨、口蓋骨、蝶形骨などの骨とそれをおおう粘膜からなる。

外側壁は、3つの隆起、**上鼻甲介**、**中鼻甲介**、**下鼻甲介**（鼻の内部138ページ参照）によって表面積が大きくなっているので、吸入した空気はここで湿気が加えられ、あたためられる。鼻甲介は、吸った空気の流れに乱気流をもたらし、塵を外へ排出する助けになっている。

鼻の外側壁は、前頭洞、上顎洞と篩骨洞とつながっている。鼻涙管にもつながっているので、内眼角（下記参照）から余分な涙液が流れこむ。

副鼻腔

副鼻腔は、頭蓋骨のなかの空気が充満した空間で、鼻腔につながっている。副鼻腔の機能は、はっきりわかっていないが、この空間があることで頭蓋骨が軽くなり、声が響くと考えられている。

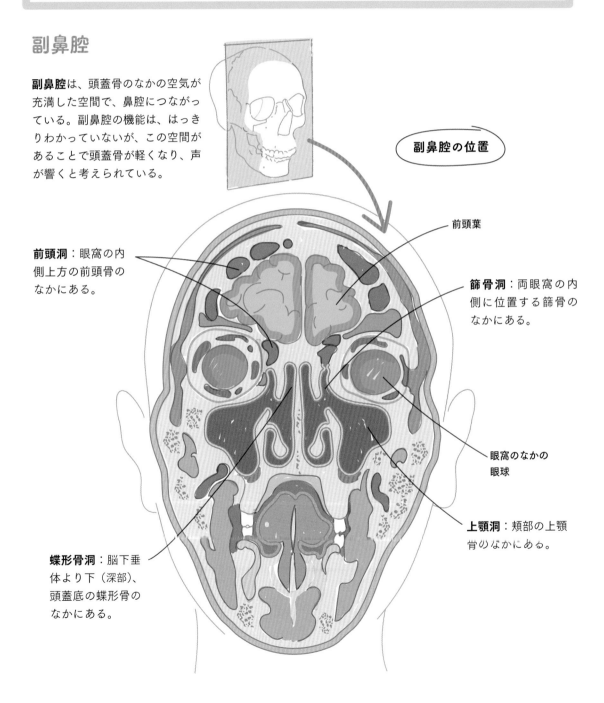

副鼻腔の位置

前頭葉

前頭洞：眼窩の内側上方の前頭骨のなかにある。

篩骨洞：両眼窩の内側に位置する篩骨のなかにある。

眼窩のなかの眼球

蝶形骨洞：脳下垂体より下（深部）、頭蓋底の蝶形骨のなかにある。

上顎洞：頬部の上顎骨のなかにある。

喉頭——内部と外部

喉頭は、発声器にあたる。その機能は、嚥下時、つまり水や食物を飲みこむときにそれらを吸いこまないように、気道を閉じて保護したり、声を発生させたりすることだ。

喉頭の構造

喉頭の骨格は軟骨でできている。

披裂軟骨：可動性で、ピラミッド形をしていて、左右で対になっている。それぞれが声帯靭帯の端とつながっている。

喉頭蓋軟骨：嚥下時、下に折れ曲がって気道を閉じる葉っぱ形の軟骨。

喉頭の入口は下咽頭に通じている

甲状軟骨：喉頭でいちばん大きい軟骨。2枚のプレートが前方でつながり、V字形をしている。

輪状軟骨：気道を囲み、甲状軟骨と滑膜性関節を形成している。

気道

声帯靭帯

嚥下

喉頭は嚥下時に閉じる。喉頭口を囲むように、喉頭蓋と左右の**披裂喉頭蓋ヒダ**がある。披裂喉頭蓋ヒダは喉頭蓋と披裂軟骨とをつないでいる。嚥下時、披裂軟骨は立ちあがり、喉頭蓋は下に折れ曲がり、蓋をするように喉頭口を閉じる。披裂喉頭蓋ヒダ内の披裂喉頭蓋筋と、左右の披裂軟骨のあいだにある**横披裂筋**と**斜披裂筋**が、隙間をふさぐ。

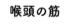
喉頭の筋

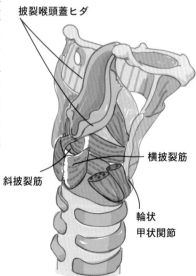

披裂喉頭蓋ヒダ

斜披裂筋

横披裂筋

輪状甲状関節

声帯ヒダ

声が出せるのは、声帯ヒダが振動するからだ。**声帯靭帯**は、披裂軟骨から甲状軟骨の後面まで伸びている。2つの声帯靭帯は粘膜におおわれて**声帯ヒダ**を形成している。対になっている可動性の披裂軟骨と声帯ヒダが揃って動き、あいだを空気が通ることで、振動が起こって声が出る。

輪状甲状関節は、声帯ヒダの張力を調整する。甲状軟骨を輪状軟骨のほうへ前屈させることで、声帯靭帯と声帯ヒダの張力が高まる。これによって、ヒダが振動するときに高い音が出る。

気管、気管支、肺

気管は、喉頭の下端からはじまって胸腔に入る。喉頭と気管支は、軟骨と平滑筋と結合組織でできていて、気道に弾力性を与えている。

気管の構造

気管は、縦につながる16〜20個のU字形の軟骨の前側壁と平滑筋のやわらかな後壁（**膜性壁**）からなる。気管は輪状軟骨からはじまり、胸部で分かれる。

気管のやわらかな後壁は食道と接していて、食道と一緒に胸郭上口の第一肋骨に囲まれた狭い空間を通りぬける。大きな食塊（咀嚼された食物のひとかたまり）が嚥下されたとき、食道は入口を広げ、気管のやわらかな後壁は前方に押しつぶされた状態になる。そうすることで、食物が胸郭入口で詰まるのを防ぐ。

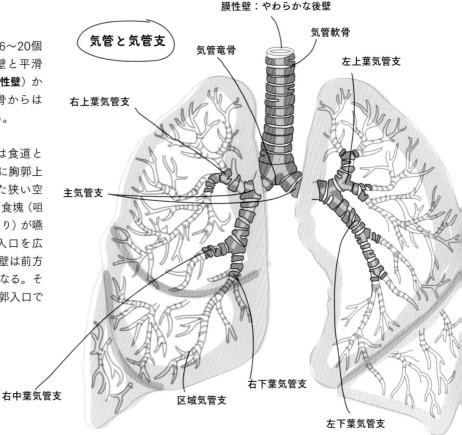

気管と気管支

膜性壁：やわらかな後壁
気管軟骨
気管竜骨
左上葉気管支
右上葉気管支
主気管支
右中葉気管支
区域気管支
右下葉気管支
左下葉気管支

気管支の構造

気管は、胸部で2つの**主気管支**に分かれる。分岐部分の気管の内側には**気管竜骨**（りゅうこつ）という鋭い隆起がある。この部分は異物との接触に敏感で、塵や異物を吸いこんだとき咳嗽反射（がいそう）〔いわゆる、むせこみ〕を起こす。これは気道から空気と異物を押しだすための爆発的な呼気だ。

主気管支は、**肺葉**（はいよう）に沿って肺葉気管支へと分岐する（左上葉、左下葉、右上葉、右中葉、右下葉）。肺葉気管支は**区域気管支**に分かれ、結合組織中隔によって切り離された個々の肺領域につながる。

気管支は、最大23回分岐して小さな肺胞に到達する。肺胞ではガス交換が行なわれる。

気管支の壁は、空気を急速に吸いこんだときに潰れないように、軟骨と平滑筋で補強されている。

肺の構造

気道は肺のなかで分岐をくりかえし、最終的には4億8000万個のぶどうの粒のような肺胞に到達する。ここでガス交換が起こる。**肺胞**は空気が充満している小さな薄膜の袋で、血液が豊富に供給されている。肺胞の総面積はテニスコート一面分ほどにもなる。

肺は、裂隙(れつげき)によって葉に分けられる。**右肺**は斜裂と水平裂で3葉（上葉、中葉、下葉）に分かれている。

左肺は斜裂で2葉（上葉と下葉）に分かれている。

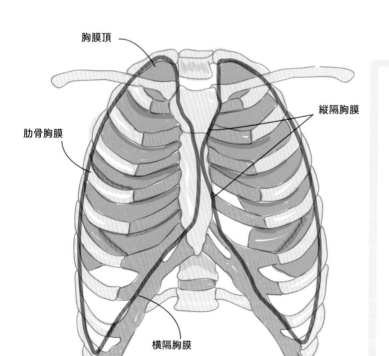

肺葉と裂隙

右肺　　　　左肺

右上葉

左上葉

左斜裂

水平裂

右下葉

右中葉

右斜裂

臓側胸膜が肺の外表面をおおっている

左下葉

胸膜頂

縦隔胸膜

肋骨胸膜

横隔胸膜

胸膜

肺は**胸膜**に取り囲まれている。胸膜は二重の膜構造で、外側を**壁側胸膜**といい、内側を**臓側胸膜（肺胸膜）**という。胸腔内で肺が自在に拡大できるよう、この二重の膜の接合面は摩擦が小さくなっている。

壁側胸膜は、**肋骨胸膜、縦隔胸膜、胸膜頂**と**横隔胸膜**に分けられる。

壁側胸膜には痛覚があるけれども、臓側胸膜にはない。

肺胞の構造と細胞

肺胞は中身のないブドウの実みたいな構造になっていて、内側は扁平上皮におおわれている。1つの**肺胞嚢**には、ブドウの房のように2つ以上の肺胞があり、開口部を共有している。

肺胞の壁には2種類の細胞がある。

Ⅰ型肺胞細胞は、肺胞を内張りする単層の扁平上皮細胞。

Ⅱ型肺胞細胞はⅠ型より数が少なくて、Ⅰ型のあいだにある。丸みのある立方体で、管壁細胞の湿度を保つために、肺胞液を分泌する。

Ⅱ型肺胞細胞は、リン脂質とリポタンパクが混じりあった界面活性物質である**肺サーファクタント**という脂質混じりの液体を分泌する。これによって、肺胞内の液体の表面張力が小さくなり、息を吐いても肺胞が潰れないようになっているのだ。

肺胞は、過膨張に耐える弾性線維に囲まれている。肺胞孔で隣の肺胞とつながっており、圧が均等になっている。

肺胞マクロファージは貪食細胞で、肺胞腔内にあり、塵や死んだ細胞片などを飲みこむ。細片を食べて死んだ肺胞マクロファージが毎時200万個、線毛によって喉頭まで運ばれ、飲みこまれて消化管へ移動する。

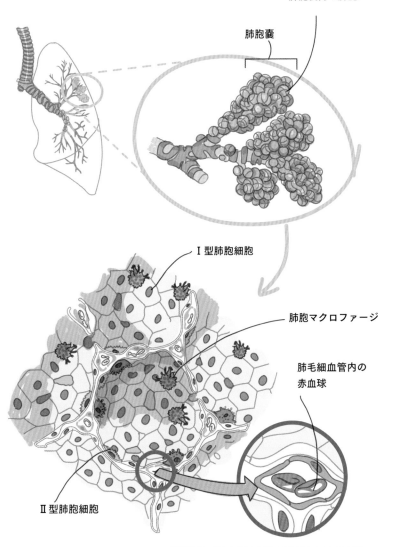

肺胞嚢内の肺胞

肺胞嚢

Ⅰ型肺胞細胞

肺胞マクロファージ

肺毛細血管内の赤血球

Ⅱ型肺胞細胞

肺胞とガス交換

肺胞のおもな役割はガス交換だ。肺胞の内腔と血流との距離は2,000分の1mmしかない。これは1枚の紙と比べると約15分の1の厚さだ。
ガス（酸素と二酸化炭素）は、次の構造が合わさった膜を通って拡散する。

・Ⅰ型肺胞細胞
・肺胞と肺毛細血管由来の基底膜
・毛細血管内皮細胞

酸素は肺胞から血液へ、二酸化炭素は血液から肺胞へ拡散する。いずれも、濃度勾配に沿って拡散が起こる。

肺胞の発達
肺胞は生まれて最初に呼吸したときにやっと機能するようになるが、早産に備えて準備を整えておかねばならない。とはいえ、胎生20週以前の胎児にはまだ、肺胞がほとんど存在しない。サーファクタントがつくられはじめるのは24週以降だ。したがって早産児が自分でいくらかでも呼吸できるようになるのは24〜28週以降だが、肺胞壁が薄くなるのは38週に近い成熟期になってからだ。

✓ ま と め

副鼻腔

骨内の空気が充満している空洞で、鼻腔につながっている。

鼻腔と副鼻腔

嗅上皮
<small>きゅうじょうひ</small>

鼻腔の天井部分にある感覚組織。その上の頭蓋腔にある嗅球に嗅覚情報を伝える。

鼻の構造

鼻は、外鼻と鼻腔からなる。外鼻は肉質で、鼻腔は吸入された空気をあたためて湿らせることで、肺を防御する。

呼 吸 器 系

喉頭の構造

喉頭は、靭帯と関節でつながれた複数の軟骨でできている。

嚥下

嚥下するとき、喉頭蓋は喉頭口を閉じる。

喉頭 —— 内部と外部

声帯ヒダ

対になった声帯ヒダが揃って動き、振動して声が出る。

喉頭筋

気道を保護するもの（披裂喉頭蓋筋など）と、声帯ヒダを動かしたり、張ったりするもの（輪状甲状筋など）に分けられる。

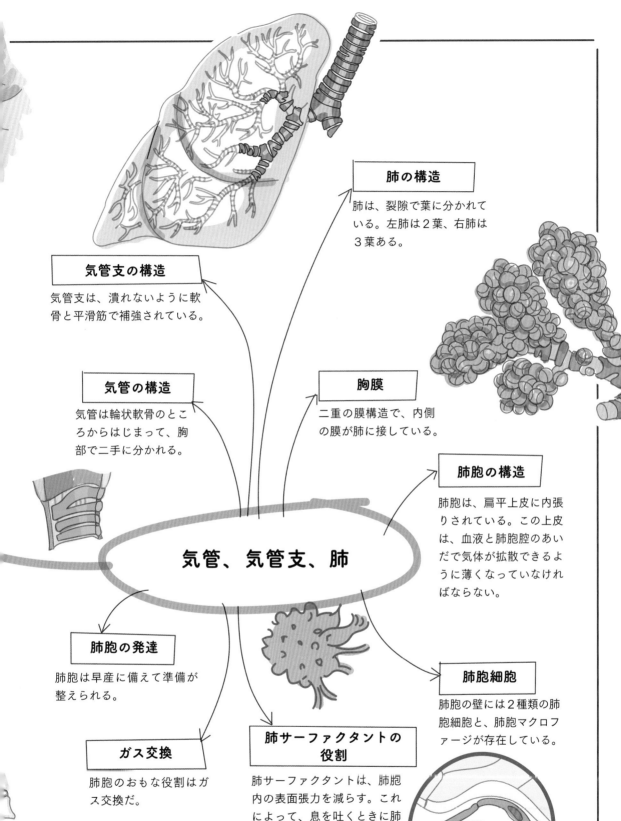

肺の構造

肺は、裂隙で葉に分かれている。左肺は2葉、右肺は3葉ある。

気管支の構造

気管支は、潰れないように軟骨と平滑筋で補強されている。

気管の構造

気管は輪状軟骨のところからはじまって、胸部で二手に分かれる。

胸膜

二重の膜構造で、内側の膜が肺に接している。

肺胞の構造

肺胞は、扁平上皮に内張りされている。この上皮は、血液と肺胞腔のあいだで気体が拡散できるように薄くなっていなければならない。

気管、気管支、肺

肺胞の発達

肺胞は早産に備えて準備が整えられる。

肺胞細胞

肺胞の壁には2種類の肺胞細胞と、肺胞マクロファージが存在している。

ガス交換

肺胞のおもな役割はガス交換だ。

肺サーファクタントの役割

肺サーファクタントは、肺胞内の表面張力を減らす。これによって、息を吐くときに肺胞が押しつぶされなくなる。

消化器系

　消化器系は摂取された食物から栄養分を抽出するだけではない。食物とともに身体に入ってきた侵入物への防御もしなければならない。消化器系には消化管（管状の内臓）と関連のある外分泌腺などがある。たとえば唾液腺、肝臓、膵臓外分泌腺など。また消化管は自然な腸内細菌叢（腸内フローラ）のための保護環境も提供している。腸内細菌叢は多くのビタミンを生みだしているだけでなく、なんと全体の10％にあたる栄養分も供給している。

　消化管は外部環境から入ってくる病原体にさらされるので、消化菅壁には大量の免疫系細胞（リンパ濾胞）が常在している。消化に使われる化学物質のなかには（胆汁酸塩など）、肝臓で再生されるものがある。

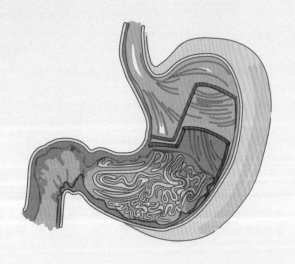

消化管

消化管（胃腸管）には、摂取、消化、吸収、排泄（排便）という4つの機能がある。

口腔から中咽頭までは嚥下によって、食道から大腸までは律動的な**蠕動運動**によって、食物は消化管の奥へと移動していく。

糖やアミノ酸、脂肪酸などの低分子の物質は吸収されると門脈に入り、肝臓へと流れこむ。高分子である脂質は、肝臓を迂回する腸のリンパ管（**乳糜管**）に入る。

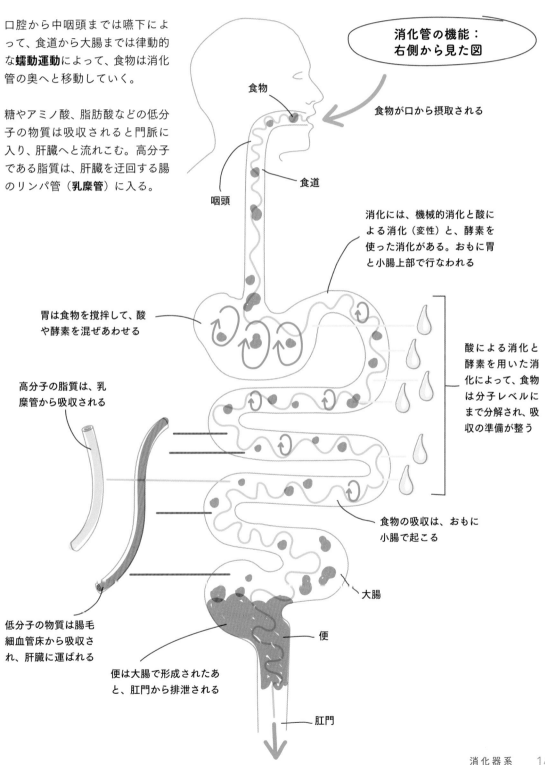

消化管の機能：
右側から見た図

食物

食物が口から摂取される

食道

咽頭

消化には、機械的消化と酸による消化（変性）と、酵素を使った消化がある。おもに胃と小腸上部で行なわれる

胃は食物を撹拌して、酸や酵素を混ぜあわせる

酸による消化と酵素を用いた消化によって、食物は分子レベルにまで分解され、吸収の準備が整う

高分子の脂質は、乳糜管から吸収される

食物の吸収は、おもに小腸で起こる

低分子の物質は腸毛細血管床から吸収され、肝臓に運ばれる

大腸

便

便は大腸で形成されたあと、肛門から排泄される

肛門

唾液腺

唾液腺は唾液を分泌する。唾液は、咀嚼された食物に加えられて食塊（食物のボール）をつくり、それが飲みくだされるときはつなぎの役目を果たす。食物から味分子を分解して味覚受容器を刺激する。またデンプン消化酵素も含んでいる。

唾液腺には大唾液腺と小唾液腺がある。**大唾液腺**とは、耳下腺、顎下腺、舌下腺のことをいう。これらは肉眼で見える腺で、口腔へ流れこむ。**小唾液腺**は顕微鏡でないと見えない小さな腺で、口腔粘膜全体と粘膜下の結合組織に散在している

舌下腺

舌下腺は、文字どおり舌の下にある。下顎骨の**舌下腺窩**に接している。舌下腺には8～20本の**舌下腺管**がある。それらは口腔底に直接開口していたり、顎下腺管と合流したりしている。

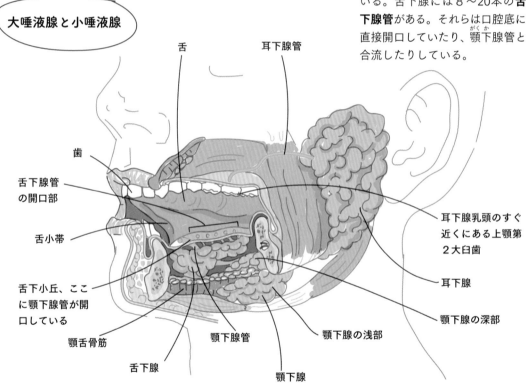

大唾液腺と小唾液腺

- 舌
- 耳下腺管
- 歯
- 舌下腺管の開口部
- 舌小帯
- 舌下小丘、ここに顎下腺管が開口している
- 顎舌骨筋
- 舌下腺
- 顎下腺管
- 顎下腺
- 顎下腺の浅部
- 耳下腺乳頭のすぐ近くにある上顎第2大臼歯
- 耳下腺
- 顎下腺の深部

耳下腺

耳下腺は、外耳の前下方に位置する。**耳下腺管**は、唾液を耳下腺から口腔へと運ぶ。上顎第2大臼歯の歯冠近くの**耳下腺乳頭**で終わる。この隆起は、舌先で容易に感じられる。顔面神経とその終枝は、耳下腺を貫通している。

顎下腺

顎下腺は浅部と深部があり、**顎舌骨筋**によって区切られている。顎舌骨筋が口腔底を形成する。**顎下腺管**は、顎下腺から唾液を口腔まで運ぶ。長さ約5cmで、口腔底にある**舌小帯**の根元の**舌下小丘**上に、開口部がある。顎下腺の浅部は、**下顎角**〔下顎の端、いわゆるえらの端〕から2～3cm手前に感じることができる。

食道と胃

食道は、食物を胃へ運ぶ筋肉の管だ。胃は物理的な消化と塩酸を使った消化を行ない、さらに酵素を使ってタンパク質の消化を開始するための空間だ。また酸性の環境で、摂取された微生物の一部も殺す。

食道の構造

食道は長さ約25 cmで、下咽頭から胃の噴門に達する。輪状軟骨の下縁からはじまり、第10胸椎の高さあたりで横隔膜を通りぬける。

食物が食道を下って下咽頭収縮筋、大動脈弓、左気管支や横隔膜の近くを通るとき、食道が圧迫されて、通過スピードが遅くなることがある。

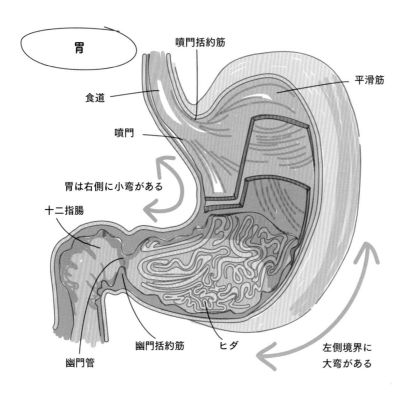

胃

噴門括約筋
平滑筋
食道
噴門
胃は右側に小弯がある
十二指腸
幽門括約筋　ヒダ
幽門管
左側境界に大弯がある

胃の構造

胃は、左上腹部に位置する筋肉の袋だ。食道とは**噴門**でつながり、幽門管を通して**十二指腸**の最初の部分に内容物を移動させる。**幽門管**は胃からの流出口だ。

噴門括約筋は、食道と胃とのつなぎ目（噴門）に位置する。

胃には、2つの表面（前壁と後壁）と、2つの弯曲した縁（大弯と小弯）と、2つの口（噴門と幽門）がある。幽門口は幽門括約筋、つまり輪状の平滑筋に囲まれている。胃が空のとき、胃の内壁はヒダをつくる。

胃の機能

胃は食物を機械的に、さらには塩酸や酵素を使って消化する。**機械的（物理的）消化**は、3層になった胃壁の平滑筋（斜走筋、縦走筋、輪状筋）が摂取した食物を撹拌することによって行われる。**塩酸による消化**は、胃上皮の壁細胞（胃酸分泌細胞ともいう）が分泌する塩酸によって行われる。**酵素による消化**は、胃上皮の主細胞（酵素分泌細胞）が分泌するペプシンによって行なわれる〔正確にはペプシノゲンが分泌され、胃酸によってペプシンに変わる〕。

小腸と大腸

小腸は、多くの重要な栄養分（糖、アミノ酸、核酸、脂質）を吸収する場所だ。大腸はおもに水分とミネラルを吸収して便をつくる役割がある。

小腸の構造

小腸は、十二指腸、空腸、回腸からなる。

小腸、とくに十二指腸と空腸の粘膜には、輪状になった**輪状ヒダ**が存在する。輪状ヒダにはそれぞれ、指のような**絨毛**がたくさんある。そして、絨毛をおおう上皮細胞にはそれぞれ表面に微絨毛がある。輪状ヒダ、絨毛、微絨毛という3つの構造によって表面積が増え、吸収が促される。

栄養分を吸収するために、小腸には血液がふんだんに供給されている

小腸は内側に輪筋層、外側に縦筋層があり、食物を先へ移動させる

輪状ヒダ

絨毛

小腸の構造

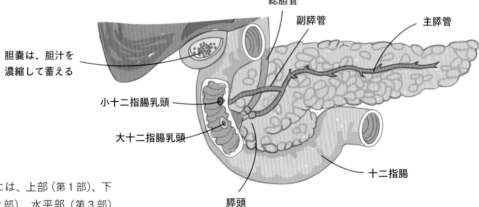

総胆管

副膵管

主膵管

胆嚢は、胆汁を濃縮して蓄える

小十二指腸乳頭

大十二指腸乳頭

十二指腸

膵頭

十二指腸には、上部（第1部）、下行部（第2部）、水平部（第3部）、上行部（第4部）という4つの部位がある。2種類の乳頭が、第2部の内側壁に開口している。

大十二指腸乳頭は幽門を越えて8～10cmあたりにあり、先端の膨大部（ファーター膨大部）には**総胆管**と**主膵管**が合流して開口している。

小十二指腸乳頭は幽門を越えて6～8cmあたりにあり、先端には副膵管が開口している。

空腸と**回腸**は合わせると長さ5～8mになる。これらは腸間膜という腹膜のヒダで後腹壁から吊られている。腸間膜には層のあいだ

に、消化管につながる血管とリンパ管と神経が通る。

脂っこい食事を食べたとき、**胆嚢**から十二指腸に胆汁が放出される。

大腸の構造

大腸は、小腸を囲むようにほぼ正方形の縁取りをつくっている。成人の場合は長さ1.5 mで、回腸末端部（**回盲弁**）から肛門に達する。各部は、**盲腸**、**上行結腸**、**横行結腸**、**下行結腸**、**S状結腸**と**肛門直腸管**という。

小腸と異なる大腸の特徴
・大腸を縦走している平滑筋は3つの**結腸ヒモ**（間膜ヒモ、大網ヒモ、自由ヒモ）をつくっている。
・これらのヒモによって結腸壁にヒダができ、小嚢が形づくられ

る。これを結腸膨起（ハウストラ）という。
・大網ヒモと自由ヒモに沿って**腹膜垂**（脂肪充填突起）が多数散在している。

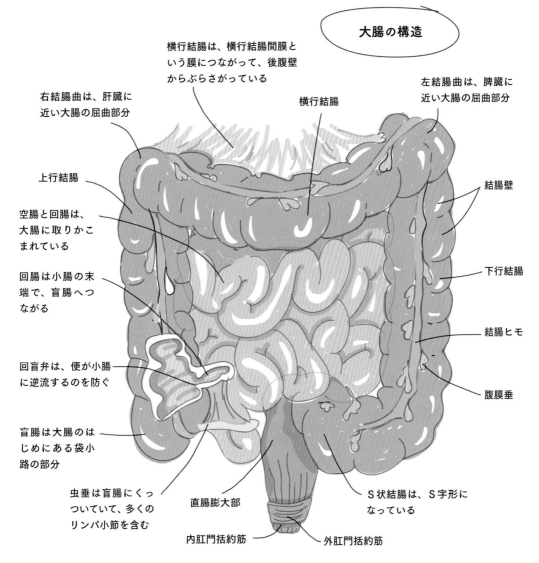

大腸の構造

横行結腸は、横行結腸間膜という膜につながって、後腹壁からぶらさがっている

右結腸曲は、肝臓に近い大腸の屈曲部分

横行結腸

左結腸曲は、脾臓に近い大腸の屈曲部分

上行結腸

空腸と回腸は、大腸に取りかこまれている

回腸は小腸の末端で、盲腸へつながる

回盲弁は、便が小腸に逆流するのを防ぐ

盲腸は大腸のはじめにある袋小路の部分

虫垂は盲腸にくっついていて、多くのリンパ小節を含む

直腸膨大部

内肛門括約筋

結腸壁

下行結腸

結腸ヒモ

腹膜垂

S状結腸は、S字形になっている

外肛門括約筋

肛門

肛門は消化管の終末部だ。内肛門括約筋（不随意平滑筋）と外肛門括約筋（随意骨格筋）に囲まれている。

直腸膨大部は短時間、便を貯めておける拡張された部分だ。便が肛門の上の直腸膨大部に達したとき、伸展受容器が排便の衝動をシグナルで送る。

外肛門括約筋は、排便を制御する随意筋だ。**内肛門括約筋**は平滑筋で、便を絞っていくつかの塊に分ける。

肝臓、胆嚢、膵臓外分泌腺

肝臓には多くの役割がある。たとえば、グリコーゲンの貯蔵、血漿タンパク質の製造、尿素の生産、胆汁酸塩の生産など。胆嚢は、胆汁を蓄えておいて必要に応じて放出する。膵臓外分泌腺は、消化酵素と中和物質を分泌する。

肝臓の構造

肝臓は、右上腹部、右側肋骨の奥に位置する。肝鎌状間膜（かまじょうかんまく）で区切られた2つの葉がある。

顕微鏡レベルの肝臓の基本的な構造は、六角柱（肝小葉（しょうよう））の集まりだ。

各肝小葉は、**門脈**の分岐から腸を通ってきた血液を受けとり、肝動脈から分岐した小葉間動脈から酸素を含んだ血液を受けとる。これらの血管は**肝類洞**（るいどう）へ流れこみ、**肝細胞索**のあいだを流れる。

肝類洞の血液は中心静脈へ流れこみ、肝静脈から下大静脈へと向かう。肝細胞は胆汁を分泌する。胆汁は**毛細胆管**を通じて**総胆管**の分岐に流れこむ。

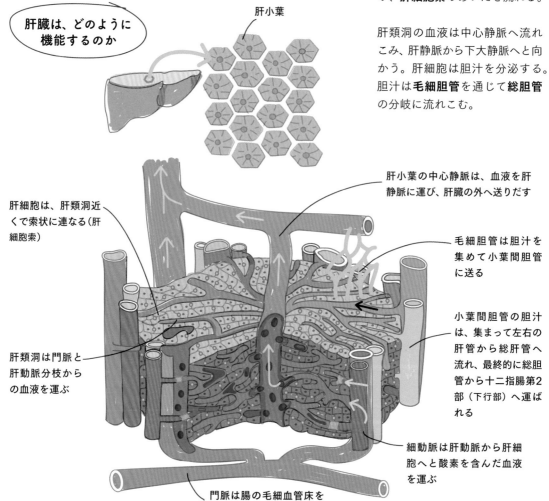

肝臓は、どのように機能するのか

肝小葉

肝細胞は、肝類洞近くで索状に連なる（肝細胞索）

肝類洞は門脈と肝動脈分枝からの血液を運ぶ

門脈は腸の毛細血管床を通ってきた血液を運ぶ

肝小葉の中心静脈は、血液を肝静脈に運び、肝臓の外へ送りだす

毛細胆管は胆汁を集めて小葉間胆管に送る

小葉間胆管の胆汁は、集まって左右の肝管から総肝管へ流れ、最終的に総胆管から十二指腸第2部（下行部）へ運ばれる

細動脈は肝動脈から肝細胞へと酸素を含んだ血液を運ぶ

肝機能

肝臓には、以下の内分泌機能と代謝機能がある。
- タンパク合成（アルブミン、トロンボポエチンとアンギオテンシノーゲン）
- グリコーゲンの形で炭水化物を貯蔵

- 脂質代謝
- ミネラルとビタミンの貯蔵
- 凝固因子（フィブリノーゲン、第 II、VII、IX、X 因子）の産生
- 腸を通ってきた血液の解毒（アルコール、薬物、食物中の細菌性・真菌性の毒素）

肝細胞は胆汁を十二指腸に分泌して、脂肪を乳化しその消化を助ける。

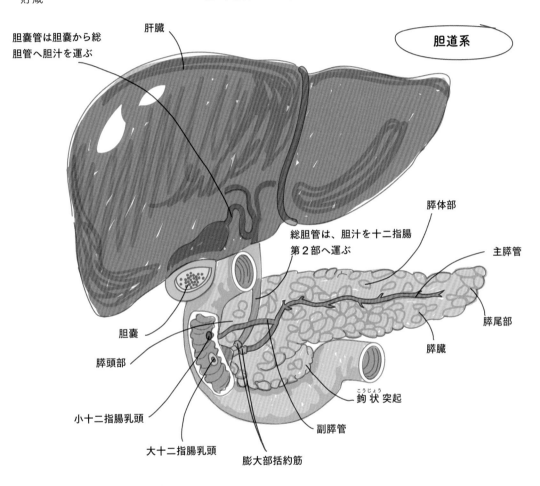

胆嚢管は胆嚢から総胆管へ胆汁を運ぶ

肝臓

胆道系

総胆管は、胆汁を十二指腸第 2 部へ運ぶ

膵体部

主膵管

膵尾部

膵臓

胆嚢

膵頭部

鉤状突起

小十二指腸乳頭

副膵管

大十二指腸乳頭

膨大部括約筋

膵臓外分泌腺

膵臓外分泌腺は、膵頭部、膵頸部、膵体部と膵尾部からなる。膵頭部の左下から突きでている部分を鉤状突起という。膵頭部は十二指腸に取りかこまれていて、膵管がつながっている。

膵臓の管には、主膵管と副膵管がある。**主膵管**は**総胆管**とくっつ いてファーター膨大部を形成する。膨大部のある**大十二指腸乳頭**から十二指腸に膵液や胆汁が流れでる。括約筋は、その流れを制御する。**副膵管**は、十二指腸の**小十二指腸乳頭**に開口している。

胆道系

肝臓から送られた胆汁酸塩は、**胆嚢**に蓄えられ、食物に含まれる脂質を乳化するために、必要に応じて放出される。

左右の肝管が合流して総肝管となり、総肝管と、胆嚢から延びた**胆嚢管**とが合流して総胆管になる。

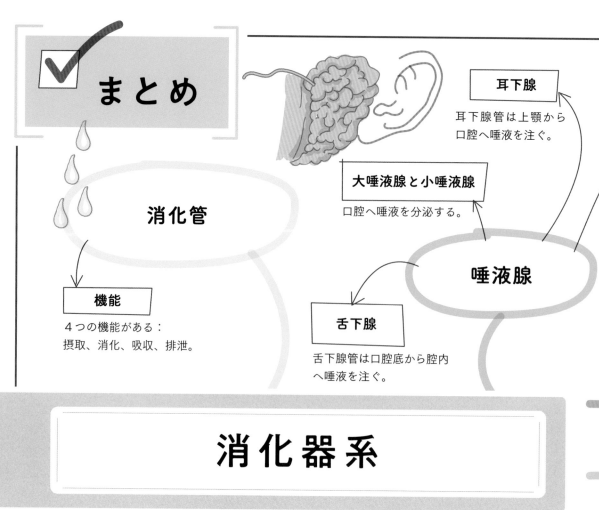

まとめ

消化管

機能

4つの機能がある：
摂取、消化、吸収、排泄。

大唾液腺と小唾液腺

口腔へ唾液を分泌する。

耳下腺

耳下腺管は上顎から
口腔へ唾液を注ぐ。

唾液腺

舌下腺

舌下腺管は口腔底から腔内
へ唾液を注ぐ。

消化器系

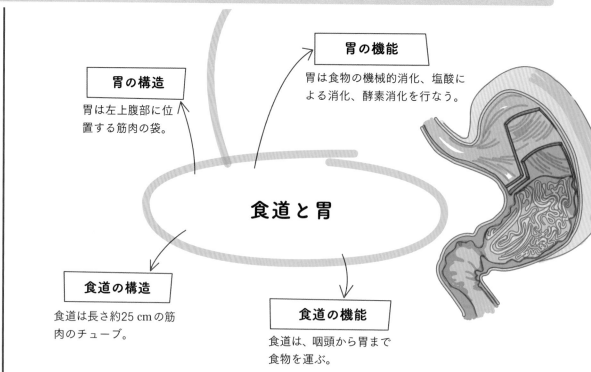

胃の構造

胃は左上腹部に位
置する筋肉の袋。

胃の機能

胃は食物の機械的消化、塩酸に
よる消化、酵素消化を行なう。

食道と胃

食道の構造

食道は長さ約25 cmの筋
肉のチューブ。

食道の機能

食道は、咽頭から胃まで
食物を運ぶ。

顎下腺

顎舌骨筋で浅部と深部に分かれている。

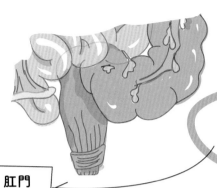

大腸の構造

盲腸、虫垂、上行結腸、横行結腸、下行結腸、S状結腸、肛門直腸管からなる。

小腸と大腸

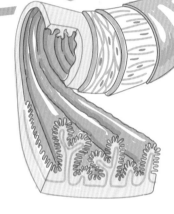

肛門

肛門は内肛門括約筋と外肛門括約筋に囲まれている。

小腸の構造

十二指腸、空腸、回腸からなる。

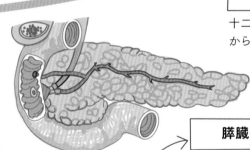

膵臓外分泌腺

膵頭部、膵頸部、膵体部、膵尾部からなる。

肝臓、胆嚢、膵臓外分泌腺

肝臓の構造

肝臓は右側肋骨の奥、右上腹部にある。

胆道系

胆汁酸塩は胆嚢で蓄えられ、脂質を乳化するために放出される。

肝臓の機能

肝臓には内分泌機能と外分泌機能がある。

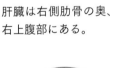

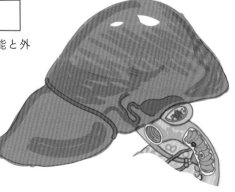

泌尿器系

　泌尿器系の役目は、尿とその他の老廃物を身体の外に排出することだ。尿路は、後腹壁の２つの腎臓、２つの尿管、正中にある膀胱と尿道からなる。腎臓は血漿を濾過するが、ただちに大量の濾液を血流に戻す。

　２つの腎臓の重さは、青年期から高齢期にかけて30％減少し、腎機能も半分に低下する。尿は、尿管を通って膀胱に達し、尿道を通って体外へ排出される。

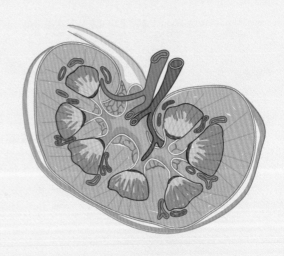

泌尿器

腎臓のおもな役割は、血液から窒素性の老廃物を取りだすことだけれども、そのほかにも多くの役割をこなしている。

泌尿器の機能

泌尿器の機能は、以下のとおり。
・窒素性の老廃物、薬物、ビリルビン、クレアチニン、尿酸、その他の毒素の排出
・血液のイオン構成（ナトリウム、カリウム、塩化物）の調節
・血液pH（酸塩基平衡）の調節
・血液量の調節
・血圧の調節
・血液の浸透圧（要するに、血中のナトリウム、ブドウ糖および尿素窒素などの濃度）の調節
・カルシウム代謝にかかわるホルモン類の産生
・赤血球をつくるのに必要なホルモン類の産生
・血糖の調節

泌尿器系の概要

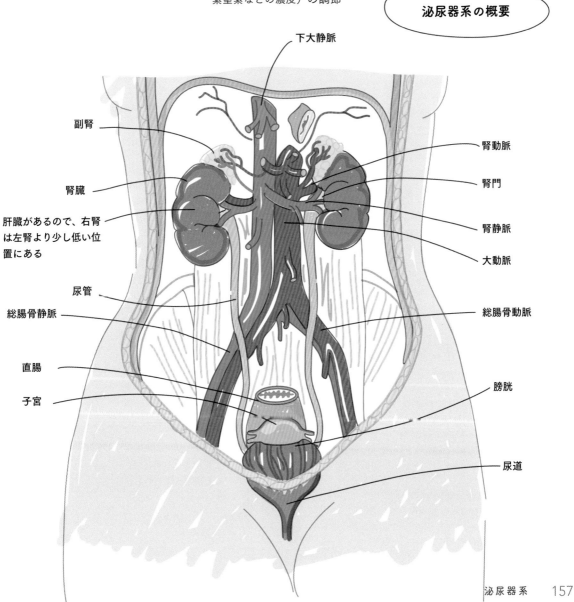

下大静脈

副腎

腎臓

肝臓があるので、右腎は左腎より少し低い位置にある

尿管

総腸骨静脈

直腸

子宮

腎動脈

腎門

腎静脈

大動脈

総腸骨動脈

膀胱

尿道

腎臓

2つの腎臓は腹腔の後腹壁にくっついている。血液の供給を豊富に受け（心拍出量の25％）、毎日血液から12〜20 gの尿素を除去する。

腎臓の構造

各腎臓は、**線維被膜**におおわれている。各腎臓の内部は、外側の皮質と内側の髄質に分かれる。

尿管：腎盂から尿を受けとり、腎門から下行して膀胱につながる。

髄質：ネフロンの（ヘンレの）ループを含むピラミッド型の錐体とその先端の腎乳頭からなる。

皮質：腎小体と近位尿細管と遠位尿細管。

大腎杯：小腎杯から尿を受けとる。

小腎杯：腎錐体の腎乳頭から尿を受けとる。

腎盂：大腎杯から尿を受けとる。

腎柱：皮質組織が髄質のあいだに入りこんでいる部分。

腎臓の機能

腎臓の機能単位をネフロンという。ネフロンは各腎臓に約100万個ある。

腎臓にはおもに次の3機能がある。

1. **濾過**：血漿と血漿中に溶けている物質を腎小体の糸球体で濾過する。

2. **尿細管再吸収**：水と水に溶けた有用な物質を尿細管から血管へ再吸収する。

3. **尿細管分泌**：老廃物、薬物、毒素を尿細管に放出する。

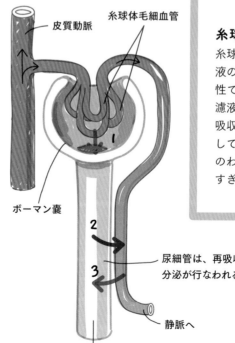

皮質動脈

糸球体毛細血管

ボーマン嚢

2

3

尿細管は、再吸収と分泌が行なわれる部位

静脈へ

糸球体濾液

糸球体が1日で濾過する濾液の量は、女性で150 L、男性で180 Lだ。尿細管では、濾液の99％以上が血流に再吸収される。つまり、尿として排出されるのは、濾液のわずか1％（1〜2L）にすぎない。

糸球体と尿細管の構造

各**腎小体**は、**包内腔**周囲の**ボーマン嚢**と、足細胞におおわれた毛細血管網で形成される**糸球体**からなる。血漿液は足細胞の突起のあいだを通るうちに濾過されて包内腔へ入り、近位尿細管へ進む。糸球体濾液は近位尿細管、ネフ

ロンループ、遠位尿細管、集合管、乳頭管を順に通過して、腎乳頭の先端に出てくる。

腎臓と尿細管

腎皮質

腎髄質

腎臓

尿管

遠位尿細管：薬物の分泌。抗利尿ホルモンが存在しているときは、水が透過しやすくなって再吸収が進む。

糸球体：糸玉のような毛細血管のかたまり

ボーマン嚢

包内腔

輸入（糸球体）細動脈：血液を糸球体の毛細血管網へ運ぶ。

皮質

髄質

集合管と乳頭管：ナトリウムを吸収して、カリウムを排出し、尿を収集する。抗利尿ホルモンが存在しているときは水を透過しやすくなるので再吸収が進む。アルドステロンは、ナトリウムと塩化物の再吸収を高める。

近位尿細管：水と有用な物質の再吸収にもっとも貢献している。有用な物質とは、たとえばグルコース（ブドウ糖）、アミノ酸、低分子のタンパク質とペプチド、ナトリウム、カリウム、カルシウム、塩化物、重炭酸塩、リン酸塩などだ。

腎乳頭と小腎杯へ

ネフロンループ（ヘンレのループ）：髄質の腎錐体では、濃度勾配による再吸収が促され、濾液の15％が再吸収される。

尿管と膀胱、尿道

尿は尿管を通って後腹壁を下降し、骨盤内にある筋肉でできた膀胱に蓄えられる。その後、正中の尿道を通って外界へ放出される。

尿管

尿管は、腎盂から膀胱まで尿を運ぶ2本の管だ。大腰筋の前方を下り、仙腸関節をまたいで骨盤内に入る。

膀胱

尿管は、膀胱三角の上の2角で膀胱につながっている。膀胱は1Lまで容積を拡大できるし、中身を出して空っぽにもできる筋肉の袋だ。

膀胱壁は、男女ともに平滑筋（**排尿筋**）でできていて、この筋を収縮させることで尿が放出される。極端な伸展や収縮に、形を変えて対応できる移行上皮で内側をおおわれている。尿道は、膀胱頸部につながっている。

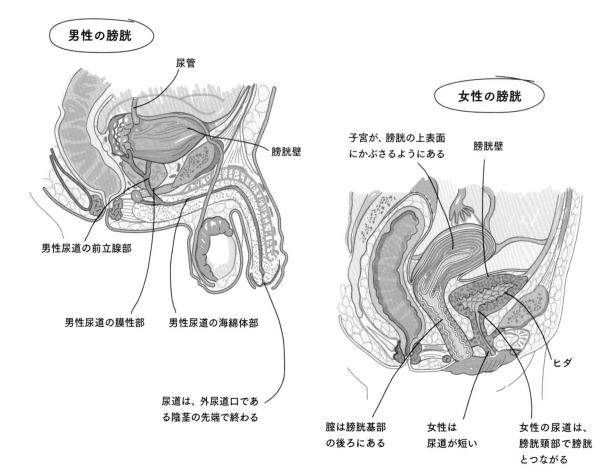

男性の膀胱

尿管

膀胱壁

男性尿道の前立腺部

男性尿道の膜性部

男性尿道の海綿体部

尿道は、外尿道口である陰茎の先端で終わる

女性の膀胱

子宮が、膀胱の上表面にかぶさるようにある

膀胱壁

ヒダ

膣は膀胱基部の後ろにある

女性は尿道が短い

女性の尿道は、膀胱頸部で膀胱とつながる

尿道

尿道は、内尿道口から外尿道口まで伸びている。不随意の**内尿道括約筋**が、**内尿道口**を囲む。

男女とも尿道は、筋肉でできた**尿生殖隔膜**を貫く。膜を通過する部分は随意筋の**外尿道括約筋**に囲まれている。尿道の長さは、男女で大きく異なる。

女性の尿道は長さわずか4 cmで、膀胱頸部から小陰唇のあいだまで走行している。尿道が短いせいで、女性は尿路感染症にかかりやすい。

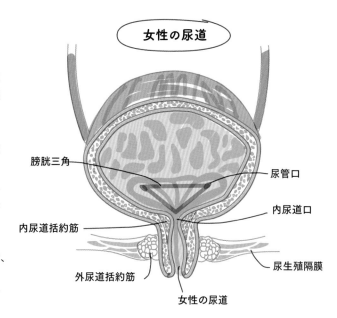

女性の尿道

膀胱三角

尿管口

内尿道口

内尿道括約筋

尿生殖隔膜

外尿道括約筋

女性の尿道

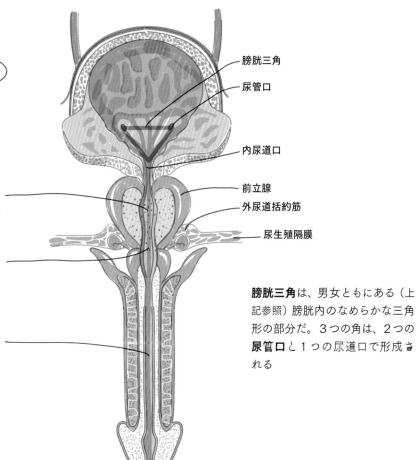

男性の尿道

男性の尿道は最長20 cmで、以下3部に分けられる。

尿道前立腺部は、前立腺の中央を通っている。

尿道膜性部は、尿生殖隔膜上の随意の外尿道括約筋を貫いている。

尿道海綿体部は、勃起組織である尿道球と尿道海綿体を通っている。

膀胱三角

尿管口

内尿道口

前立腺

外尿道括約筋

尿生殖隔膜

膀胱三角は、男女ともにある（上記参照）膀胱内のなめらかな三角形の部分だ。3つの角は、2つの**尿管口**と1つの尿道口で形成される

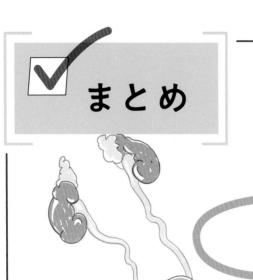

泌尿器の機能

血液濾過、酸塩基のバランス調整、血圧の調節、カルシウム代謝や赤血球産生を促すホルモンづくりなど、さまざまな機能がある。

泌尿器

泌尿器系

腎臓の機能

3つの機能：濾過、尿細管再吸収、尿細管分泌。

腎臓の構造

内部は、外側の皮質と内側の髄質に分かれる。

腎臓

尿細管の構造

糸球体濾液は、近位尿細管、ネフロンループ、遠位尿細管、集合管と乳頭管を通る。

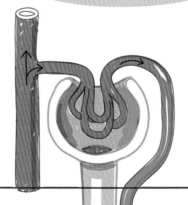

糸球体の構造

各腎小体は、包内腔を含むボーマン嚢と毛細血管が糸玉のように集まった糸球体からなる。

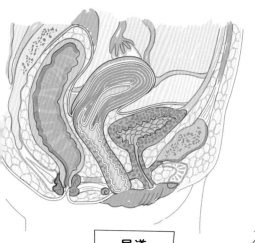

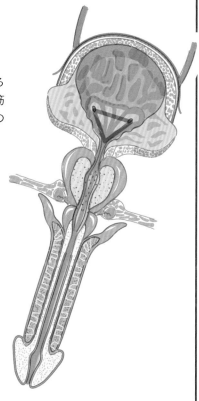

尿道

内尿道口から外尿道口まで伸びている。

女性の尿道

尿道は、男性より女性のほうがずっと短い。そのせいで、女性の尿路感染症の発生率は男性より高い。

男性の尿道

男性の尿道は、尿道前立腺部、尿道膜性部、尿道海綿体部の3部に分けられる。

尿管、膀胱、尿道

膀胱

1Lの容積まで拡大できる筋肉の袋。その壁は平滑筋でできていて、膀胱が空のときはヒダをつくる。

尿管

2本で対になった管。腎盂から膀胱まで尿を運ぶ。

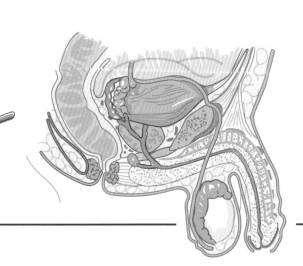

生殖器系

　有性生殖は、受精と呼ばれているプロセスで、性細胞（配偶子^{ぐうし}）の結合を必要とする。性腺——精巣^{せいそう}と卵巣^{らんそう}——は配偶子をつくり、第二次性徴^{せいちょう}を生みだすステロイド性ホルモンを分泌する。第二次性徴とは、陰毛や腋毛の発生、女性の乳房発達、男性の髭^{ひげ}の発生や声変わり、筋肉量増加などの特徴をさす。性腺から分泌されるステロイド性ホルモンのエストロゲン、プロゲステロンとテストステロンは、性機能も調整する。

　男女ともに生殖器官には、配偶子や胚^{はい}を運ぶ管状構造と、配偶子と受精卵を維持するための副性腺の構造がある。

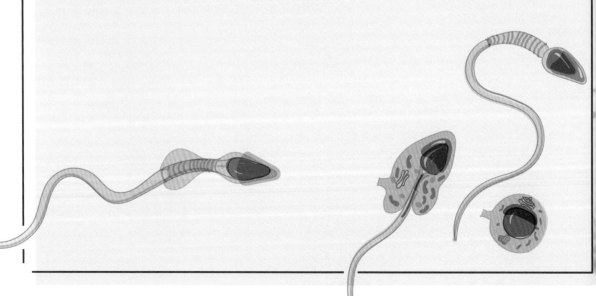

早期の性細胞

私たちは、生まれるまえから自分たちの体内に、子孫をつくる細胞が取りおかれ、準備が整えられている。女性がつくる卵子（女性の性細胞）の予定数は、その女性が生まれるまえから決まっている。

配偶子のもとになる始原生殖細胞は、胚発生のきわめて早い時期に、身体のほかの細胞とは別に取りおかれる。これらの細胞は生殖堤にとどまる。生殖堤は、胎生第4週に初期の中腎のそばに形成される。だから発生初期の性腺は、男女どちらも後腹壁上部にある。

男性の生殖器系

精嚢

精管（輸精管）

陰茎亀頭

精巣

尿道球

陰嚢

尿道球腺

前立腺

男性はX染色体とY染色体を1つずつもっていて、女性はX染色体を2つもっている。男性の成長は、**SRY**（Y染色体の性決定領域）と呼ばれるY染色体遺伝子によって、開始される。

男性性腺（**精巣**）は通常、胎生後期に**陰嚢**へ下がるけれども、女性性腺（**卵巣**）は骨盤壁までしか下がらない。

胎生約6週あたりまで、男女とも外性器には差がない。8週目くらいから生殖結節という部分が、男性は**陰茎**に、女性は**陰核**に成長する。

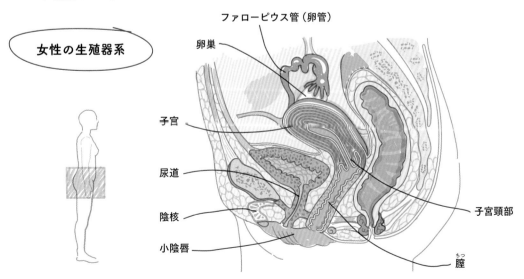

女性の生殖器系

ファローピウス管（卵管）

卵巣

子宮

尿道

陰核

小陰唇

子宮頸部

膣

男性の生殖器系

男性の生殖器系には、精子をつくる精巣、精子を運ぶ精管、精液をつくる副性腺、そして精液を女性の生殖器に注入する陰茎などがある。

精巣と精巣上体

精巣と精巣上体は、腹部の下に垂れさがった陰嚢内にあって、体温より低く保たれている。

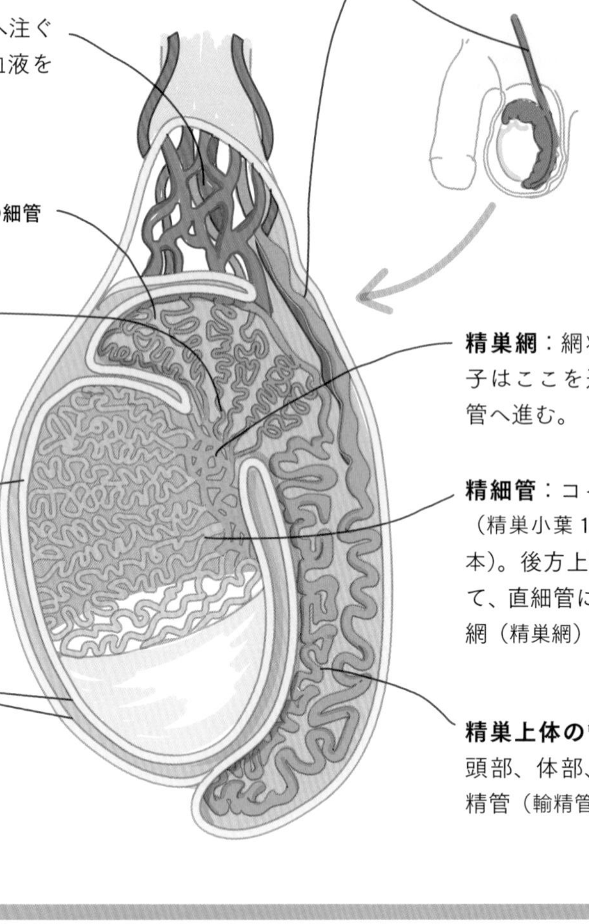

蔓状静脈叢：精巣へ注ぐまえの精巣動脈の血液を冷やす。

精巣上体頭部の細管

精巣輸出管：精子を精巣網から精巣上体頭部の細管へ運ぶ。精子は精巣上体で成熟する。

白膜：精巣を囲む厚い線維膜。精巣内部へ入りこんで隔壁となり、精巣を複数の小葉に区切る。

精巣鞘膜：ぺたんこの袋のような二重の膜。部分的に精巣と精巣上体をおおっている。袋の内側の腔には、少量の液体がある。

精管（輸精管）：精巣上体から膀胱の底部まで精子を運ぶ。精巣のすぐ上で精管を切断（精管切除術）して、精子が射出されないようにすることがある（下図参照）。

精巣網：網状の細管。精子はここを通って輸出小管へ進む。

精細管：コイル状の細管（精巣小葉1つに最多で4本）。後方上部でまとまって、直細管になり、次々に網（精巣網）を形成する。

精巣上体の管：精巣上体頭部、体部、尾部を通り、精管（輸精管）になる。

精管（輸精管）

精管は長さ45cmで左右に1本ずつあり、精巣上体尾部から膀胱底部まで精子を運ぶ。そこでそれぞれ末端が膨大部として拡張する（次ページの図参照）。精管は精嚢管と合流して射精管となり、尿道前立腺部に通じている。（図では描かれていないが）各精管は、精巣上体尾部から上行するとき、精索という管を通り、その後鼡径管を通って腹部に入り、膀胱底部へ向かう。精索には、精巣と精巣上体につながる血管と神経も通っている。

陰茎

陰茎は、性的興奮時に血液が充満して強固になる勃起を起こす器官だ。3つの海綿体組織に分かれる。骨盤とつながっている陰茎根と固定されずに垂れさがっている陰茎体からなる。

陰茎海綿体は陰茎根にある左右で対の陰茎脚から陰茎へと伸び陰茎体をなす。

尿道海綿体は陰茎根の尿道球から陰茎体に伸びている。尿道は尿道球の中心を通り、尿道海線体を貫き、末端の亀頭まで伸びている。環状切開を受けていない男性の場合、亀頭は陰茎包皮（包皮）におおわれている。

副性腺

尿道前立腺部を囲んでいるのが前立腺。前立腺のなかで、対になった射精管が尿道に開口する。前立腺は次の物質を分泌する。
- クエン酸（精子のエネルギー源として使われる）
- タンパク質分解酵素（タンパク質を分解して精液が凝固するのを防ぐ）
- 精液プラスミン（細菌をやっつける抗菌物質）

精嚢は、膀胱底部の後方にある。分泌物はアルカリ性で、以下を含む。
- フルクトース（精子のエネルギーとして使われる）
- プロスタグランジン（精子の運動性を増進して、その移動を支援する）
- 凝固タンパク質（射精後に精液を凝固させて、精子を子宮頸部に留める）

尿道球腺は、尿道の尿道膨大窩に通じている。性的興奮時、アルカリ性の粘液分泌物を分泌して尿道を掃除し、性交時に潤滑を高める。

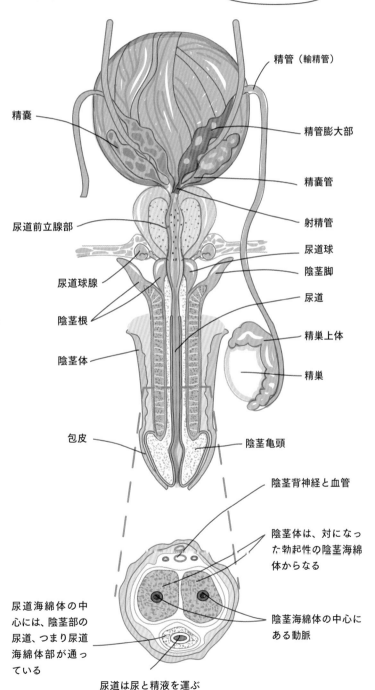

陰茎と腺

精嚢
精管（輸精管）
精管膨大部
精嚢管
射精管
尿道前立腺部
尿道球
陰茎脚
尿道球腺
尿道
陰茎根
精巣上体
陰茎体
精巣
包皮
陰茎亀頭
陰茎背神経と血管
陰茎体は、対になった勃起性の陰茎海綿体からなる
尿道海綿体の中心には、陰茎部の尿道、つまり尿道海綿体部が通っている
陰茎海綿体の中心にある動脈
尿道は尿と精液を運ぶ

精巣と精子形成

精巣は、精子（精子細胞）をつくるだけでなく、**間質細胞（ライディッヒ細胞）**によって男性ホルモンのテストステロンもつくられる。精巣は最適な精子形成のために34〜35℃に温度を保つ必要があるので、体幹から離れて保持されている。

対になっている精巣は、最適な温度を維持するために、陰嚢に収まって身体の外に吊りさげられている。寒冷な季節には、陰嚢の平滑筋が混じった肉様膜や精索にくっついている骨格筋の精巣挙筋によって、精巣は上に移動し、あたたかい腹部に近づく。暑くなると、両筋肉は弛緩し、温度の高い体幹からさらに離れて下垂する。

腹腔から精巣へと流れる血液も、冷やされなければならない。あたたかい精巣動脈は、周りの蔓状静脈叢を流れる精巣静脈血への熱移動によって冷やされる。静脈血は精巣から戻ってきて温度が低くなっている。

毛細血管は、精子形成細胞に酸素と栄養分を供給する

精細管のあいだに存在する間質細胞（ライディッヒ細胞）は、テストステロンを分泌する

血液精巣関門は、支持細胞間の密着結合によって築かれる

二次精母細胞に減数分裂Ⅱがおきる

細精管の構造

精子形成細胞は、精子をつくる

一次精母細胞に減数分裂Ⅰが起きる

支持細胞としてはたらくセルトリ細胞

精子細胞が尾を形成しはじめる

精細管腔に放出される準備が整った精子

精細管の内腔

精子形成とは、精細管で精子がつくられるプロセスをさす。このプロセスではまず、減数分裂によって配偶子がつくられる。そののち精子細胞となり、精子が形づくられていく。

顕微鏡レベルの精巣の構造
始原生殖細胞から精原細胞がつくられたあと休止状態になるものの、思春期には、精原細胞が（順に）一次精母細胞、二次精母細胞、精子細胞となり、最終的に精子になる。

女性の生殖器系

女性の生殖器系には、2つの（配偶子をつくるための）卵巣、ファローピウス管（卵管）、子宮、腟、外性器などが含まれる。女性の生殖路は、卵管の卵管腹腔口を介して腹腔内部と通じている。

卵巣

2つの卵巣は骨盤の側壁にあって、上腹部から下行し**卵巣堤索**を通ってきた血管によって血液供給を受けている。卵巣提索には、動脈のほか、静脈、神経とリンパ叢が通っている。

卵巣は**固有卵巣索**によって子宮の両側にくっついている。

女性の生殖器系の
前面図

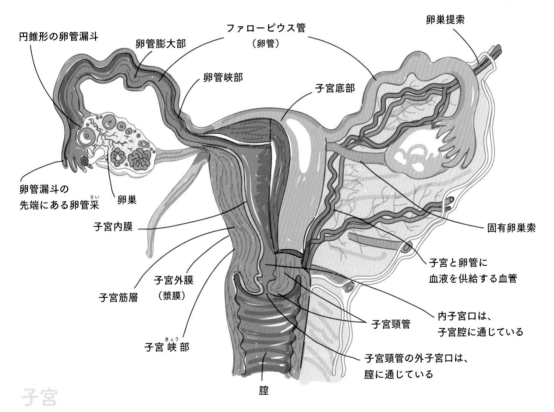

円錐形の卵管漏斗

卵管膨大部

ファローピウス管
（卵管）

卵管峡部

卵巣提索

子宮底部

卵管漏斗の
先端にある卵管采

卵巣

子宮内膜

子宮外膜
（漿膜）

子宮筋層

子宮峡部

腟

固有卵巣索

子宮と卵管に
血液を供給する血管

内子宮口は、
子宮腔に通じている

子宮頸管

子宮頸管の外子宮口は、
腟に通じている

子宮

子宮は、妊娠（胎児発育）と分娩（出生）の器官だ。内側をおおう子宮内膜、平滑筋の筋層、外側の**子宮外膜**（漿膜）の3層構造になっている。

子宮筋層の平滑筋には、3方向（縦走、斜走、輪走）の筋がある。そのため出生時には、スムースに連動した筋の収縮が起き、子宮から胎児が押しだされる。子宮は洋梨形の器官で、卵管が付いている子宮底部（170ページを参照）と子宮体部、子宮頸部がある。子宮頸部は腟に開口している。**子宮峡部**は、子宮体部と子宮頸部の境にある細くくびれた部分だ。

子宮内腔

子宮頸管は、子宮体部（**内子宮口**）から膣腔（**外子宮口**）へと通じる。管の内膜には粘膜ヒダがあって、微生物の侵入を防ぐためにふだんは閉じられている。それが排卵期の前後は精子が入れるように、また月経時は経血と剥がれた内膜を排出するために開く。

子宮腔は子宮頸管からファローピウス管（卵管）へとつながっているので、精子は膣から子宮頸管、子宮を通って卵管膨大部まで上がることができる。

ファローピウス管（卵管）

対になった**卵管**は、精子を卵管膨大部まで運び、その後受精卵を子宮体部のほうへ運ぶ。

卵管には次の４つの領域がある——間質部、峡部、膨大部（受精が一般に起こる場所）、円錐形の**卵管漏斗**だ。

卵管漏斗の先端には指のような突起のある**卵管采**という部位があり、卵巣を包むような形になっている。卵管采の中心にある開口部は**卵管腹腔口**といい、卵子はそこを通りぬけることができる（169ページを参照）。

膣

膣は、精液の注入のために勃起した陰茎を受ける筋肉の管だ。また、産道の重要な一部でもある（173ページ参照）。出産時には直径10 cmに拡張し、その後は正常な大きさに戻る。

膣腔（膣管）に何も入っていないとき、膣口の前縁と後縁はくっついているので、その外観はH形になっている。

子宮頸膣部は、子宮頸部が膣上部の前壁に突きでたところをいう。膣円蓋は膣部周辺のくぼんだ部分をいう。

膣口は**膣前庭**に開口している。膣前庭には外尿道口も開口し、２つの小陰唇の内側にあたる。

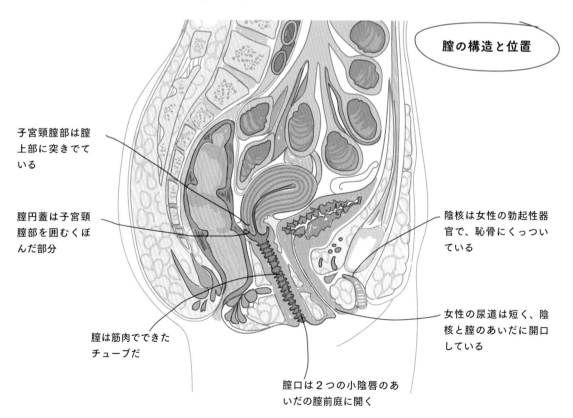

膣の構造と位置

子宮頸膣部は膣上部に突きでている

膣円蓋は子宮頸膣部を囲むくぼんだ部分

膣は筋肉でできたチューブだ

陰核は女性の勃起性器官で、恥骨にくっついている

女性の尿道は短く、陰核と膣のあいだに開口している

膣口は２つの小陰唇のあいだの膣前庭に開く

卵巣と卵子形成

卵巣は卵子形成というプロセスで卵子をつくるだけでなく、第二次性徴や、月経周期や妊娠時に起こる変化を引きおこす、エストロゲンとプロゲステロンを分泌する。

卵巣は卵巣堤索で骨盤側壁から吊りさがり、尿管と外腸骨静脈のあいだに位置する。

ファローピウス管（卵管）は卵巣の卵管端まで弓なりに伸び、卵管漏斗の卵管采は卵巣の表面にかぶさって、二次卵母細胞を待ち受けている。卵巣は**胚上皮**におおわれていて、**白膜**という線維膜がそれを裏打ちしている。卵巣内部は外側の**皮質**と内側の**髄質**に分かれている。

皮質には結合組織に囲まれた**卵胞**（発生のさまざまな段階の卵母細胞とそれを取り巻く複数の細胞からなる）がある。卵母細胞を取り巻いて1つの層を形成している細胞は、**卵胞細胞**と呼ばれる。髄質には結合組織と分岐した血管がある。

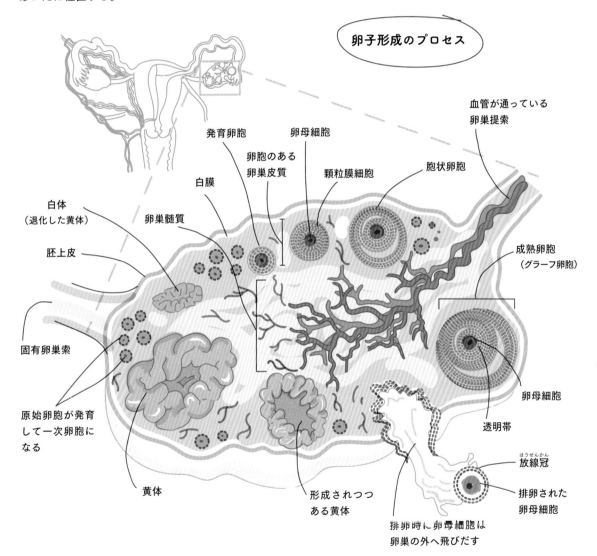

卵子形成のプロセス

発育卵胞

卵母細胞

血管が通っている卵巣提索

卵胞のある卵巣皮質

顆粒膜細胞

胞状卵胞

白膜

白体（退化した黄体）

卵巣髄質

胚上皮

成熟卵胞（グラーフ卵胞）

固有卵巣索

卵母細胞

透明帯

原始卵胞が発育して一次卵胞になる

黄体

形成されつつある黄体

放線冠

排卵された卵母細胞

排卵時に卵母細胞は卵巣の外へ飛びだす

卵子形成は、卵巣内の配偶子形成のプロセスだ。卵子形成の最初の段階は、胎児期に、卵巣内で胚細胞が卵原細胞に分化して始まる。大部分の卵原細胞は退化するけれども、一部は**一次卵母細**胞になり、胎児期に分裂前期の減数分裂Ⅰに入り、そこでプロセスがいったん止まる。それぞれの一次卵母細胞と周囲の卵胞細胞は**原始卵胞**と呼ばれている。

卵胞

性的成熟期（思春期）後から閉経までのあいだ、下垂体前葉（下記参照）から分泌される卵胞刺激ホルモンと黄体形成ホルモンに月周期でさらされることによって、原始卵胞は刺激され（**卵母細胞**とそれを取り囲む**顆粒膜細胞**からなる）**一次卵胞**に発育する。

顆粒膜細胞が増殖し内部に卵胞液が蓄積した胞状卵胞が形成され、一次卵胞は**二次卵胞**になる。**放線冠**と呼ばれる縦長の顆粒膜細胞の層が、卵母細胞周囲の透明帯に付着する。

減数分裂Ⅰが完了し、減数分裂Ⅱが始まって中期まで進行したとき、1、2個の二次卵胞が毎月**成熟卵胞（グラーフ卵胞）**になる。排卵時、成熟卵胞が破裂して、腹膜腔に二次卵母細胞が放出される。

排卵後、卵胞の残骸は**黄体**になる。妊娠が起こらなければ、黄体は2週間後に退化して白体になる。

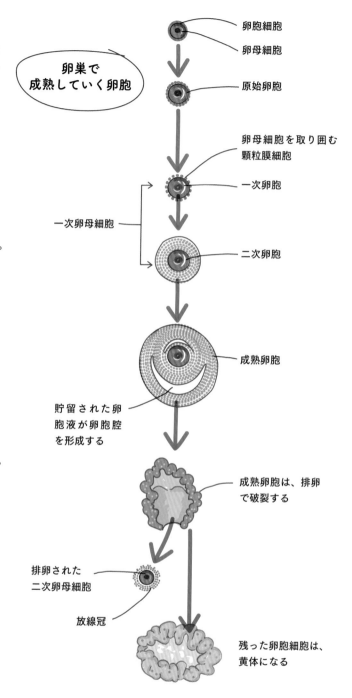

卵巣で成熟していく卵胞

卵胞細胞

卵母細胞

原始卵胞

卵母細胞を取り囲む顆粒膜細胞

一次卵胞

一次卵母細胞

二次卵胞

成熟卵胞

貯留された卵胞液が卵胞腔を形成する

成熟卵胞は、排卵で破裂する

排卵された二次卵母細胞

放線冠

残った卵胞細胞は、黄体になる

妊娠中と閉経後の卵巣

妊娠が起こると黄体は退化せずに、プロゲステロン、エストロゲン、リラキシン、インヒビンを分泌して、妊娠の継続を助け、出産（出生）の準備を整える。

生殖期の終了は**閉経**と呼ばれ、卵巣はホルモンの刺激に反応しなくなり、エストロゲンの分泌が減る。卵巣は、最終的に萎縮（いしゅく）する（小さくなる）。

出生

出生（出産）時、子宮壁の平滑筋は、胎児とその胎盤を放出するために律動的に収縮する。ファローピウス管（卵管）とつながっているあたりにある細胞が起点となって、下垂体後葉から分泌されるオキシトシンというホルモンの影響を受けながら、規則正しい律動（陣痛と呼ばれている子宮の収縮）を起こす。

胎盤は**胎児**に酸素と栄養分を供給するだけでなく、重要な内分泌器官でもある。胎盤は胚から派生して、分娩第3期で娩出される。

子宮筋層の平滑筋は、分娩第1期に律動性の子宮収縮を開始する。これによって子宮頸部が拡張されるので、胎児が分娩第2期に娩出される。

産道は出生時に胎児が通る経路で、子宮体部から下りてきて一旦曲がって膣へと通じている。

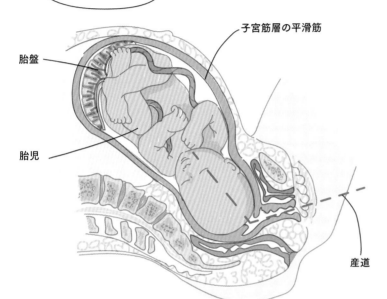

産道の胎児

- 子宮筋層の平滑筋
- 胎盤
- 胎児
- 産道

外性器

女性の外性器は**会陰**（大腿のあいだ）にある。大半の女性の会陰は正中に陰裂があり、その両側はふくらみのある対になった**大陰唇**で占められている。

大陰唇が前方で出会う部位の正中には、**恥丘**という脂肪の隆起があり、恥骨と恥骨結合をおおっている。大陰唇と恥丘は色素沈着していて、思春期以降は陰毛におおわれる。

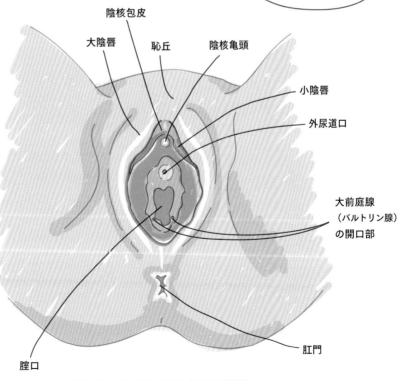

女性の外性器

- 陰核包皮
- 大陰唇
- 恥丘
- 陰核亀頭
- 小陰唇
- 外尿道口
- 大前庭腺（バルトリン腺）の開口部
- 肛門
- 腟口

大腿のあいだを下から見た女性の外性器

✓ まとめ

精巣と精巣上体

精巣は、腹部の下に垂れさがった陰嚢内にあって、体温より低く保たれている。精巣上体は、精子の成熟に重要な役割を果たす。

精子形成

精細管で精子がつくられる一連のプロセス。

精管（輸精管）

精巣上体尾部から膀胱の底部へ精子を運ぶ。

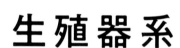

男性の生殖器系

生殖器系

閉経後の卵巣

閉経後はホルモンの刺激にあまり反応しなくなる。

腟の構造

腟は、勃起した陰茎を受けいれる筋肉の管で、産道の役目も果たす。

産道

出産時、胎児が通る経路。

外性器

大腿基部のあいだの会陰にある。

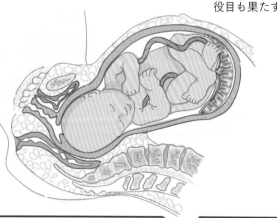

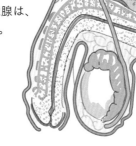

副性腺

前立腺と精嚢、尿道球腺は、精液とかかわりがある。

陰茎

3つの勃起性の海綿体組織からなり、骨盤につながった陰茎根部と、そこを起点に下垂している陰茎体部に分けられる。

精巣

対になった精巣は、最適な温度を維持するために、陰嚢に収まって垂れさがっている。

顕微鏡レベルの精巣の構造

精細管は、精子細胞と支持細胞からなる。

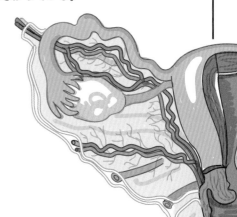

卵巣

骨盤側壁から吊りさがり、上腹部から下行する血管に血液供給される。

女性の生殖器系

子宮

妊娠（胎児発育）と出生（出産）の器官。

卵子形成

卵巣で卵子がつくられる一連のプロセス。

出産

出産（分娩）時、子宮の平滑筋は律動的に収縮し、胎児とその胎盤を娩出する。

ファロピウス管（卵管）

精子を卵管膨大部へと運び、受精卵を子宮体部へと運ぶ。

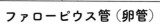

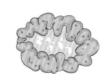
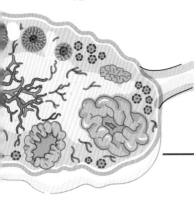

内分泌系

　内分泌腺は、器官でつくったホルモンなどの物質を血流や体腔内に分泌する（いっぽう外分泌腺は消化管など上皮性の管腔内に分泌する）。ホルモンには、インスリンなどのペプチドホルモンや、エストロゲンとプロゲステロンなどのステロイドホルモンがある。ペプチドホルモンは、細胞表面の受容体分子に鍵をかけるように結合する。そうすることで細胞内に作用を引き起こす。ステロイドホルモンは細胞内に運ばれ、細胞質内でシャペロン分子に結合する。そのあと、核に入り、細胞の活動を変える。

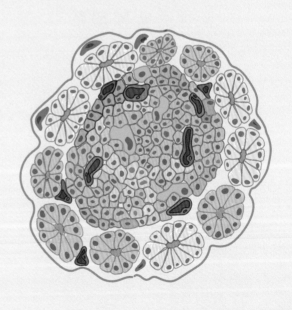

内分泌腺

内分泌腺は、頭部、頸部、体幹の左右または正中に位置する構造体で、豊富な血液の供給を受ける。

フィードバックによる制御

内分泌系はネガティブフィードバック機構で制御されている。ある内分泌腺でホルモンがつくられると、そのホルモンの血中濃度が高くなったり、身体の状態が変化したりする。その変化によって、ホルモンをつくるよう促す刺激が抑えられる。

内分泌腺の刺激

内分泌腺が受ける刺激には、以下のようなタイプがある。

- 液性（血流）因子による刺激。たとえば血中カルシウム濃度の低下によって、副甲状腺が刺激されホルモンの分泌が促される。

- 神経による刺激。たとえば視床下部ニューロンの軸索が下垂体後葉まで伸び、軸索末端からホルモンを放出する。

- ほかのホルモンによる刺激。たとえば、下垂体前葉から分泌される甲状腺刺激ホルモンによって、甲状腺がつくる甲状腺ホルモンが増えたりする。

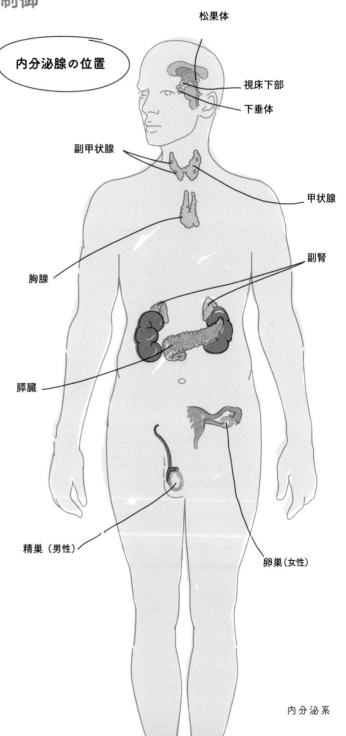

内分泌腺の位置

松果体
視床下部
下垂体
副甲状腺
甲状腺
胸腺
副腎
膵臓
精巣（男性）
卵巣（女性）

下垂体前葉とそのホルモン

下垂体は原始口腔（ラトケ嚢）の天井部分のふくらみから発生する部分と、脳の突出部（神経性下垂体）から発生する部分、つまり上皮と神経に起源がある。

下垂体の位置と解剖学

下垂体（脳下垂体）は、脳の**視床下部**のすぐ下にある蝶形骨の下垂体窩にある。下垂体は**下垂体茎**（漏斗）で視床下部につながり、豊かな血液供給を受けている。

下垂体は前葉と後葉に分かれていて、前葉が全体の75％を占めている。下垂体前葉は、球状の**遠位部**と（下垂体漏斗を取り巻いている）**隆起部**に分けられる。

視床下部と下垂体

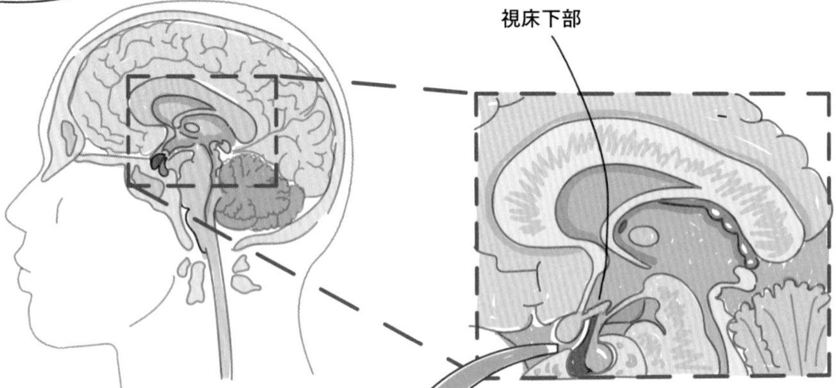

視床下部

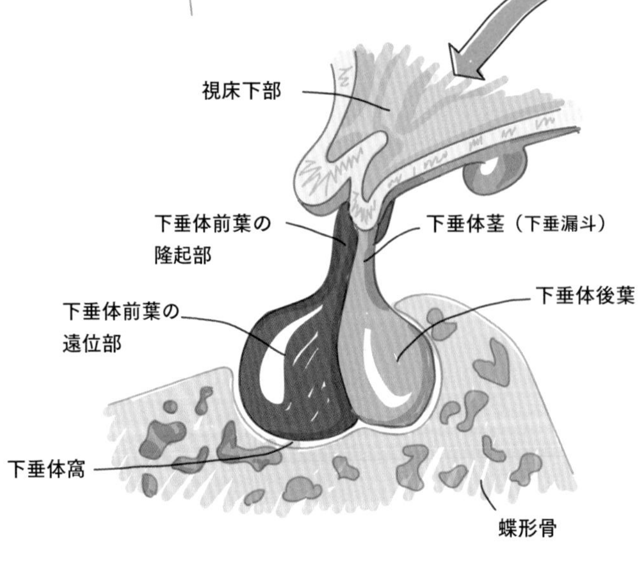

視床下部

下垂体前葉の隆起部

下垂体前葉の遠位部

下垂体茎（下垂漏斗）

下垂体後葉

下垂体窩

蝶形骨

細胞の種類

下垂体前葉の細胞は、色素による染まりかたで分類されている。

- **塩基好性細胞**：全体の10％を占める。甲状腺刺激ホルモン、卵胞刺激ホルモン、黄体形成ホルモン、副腎皮質刺激ホルモンをつくる。
- **酸好性細胞**：全体の40％を占める。成長ホルモンと乳腺刺激ホルモンをつくる。
- **色素嫌性細胞**：全体の50％を占める。この細胞はホルモンを分泌しない。ホルモンを放出後の塩基好性細胞や酸好性細胞の場合がある。

視床下部によるコントロール

視床下部が**下垂体門脈系**を介して送る、分泌刺激・分泌抑制ホルモンや因子によって、下垂体前葉はコントロールされている。

視床下部の**神経分泌細胞**は、軸索終末から分泌刺激ホルモンや分泌抑制ホルモンを門脈系毛細血管に分泌する。それらのホルモンは下垂体茎（下垂漏斗）を通って下垂体前葉に達する。

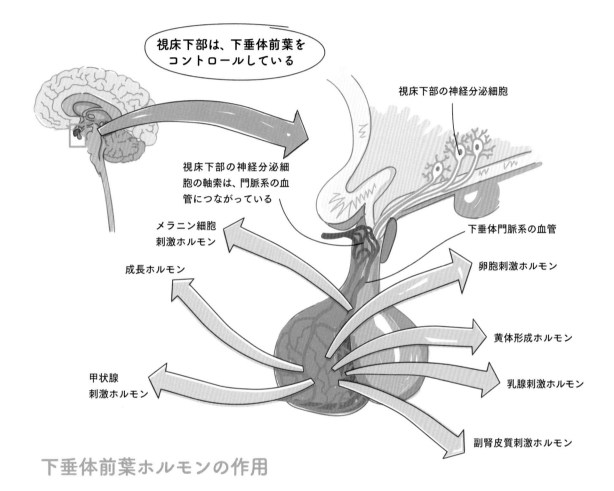

視床下部は、下垂体前葉を
コントロールしている

視床下部の神経分泌細胞

視床下部の神経分泌細
胞の軸索は、門脈系の血
管につながっている

メラニン細胞
刺激ホルモン

成長ホルモン

下垂体門脈系の血管

卵胞刺激ホルモン

黄体形成ホルモン

乳腺刺激ホルモン

甲状腺
刺激ホルモン

副腎皮質刺激ホルモン

下垂体前葉ホルモンの作用

成長ホルモン（ソマトトロピン）は、インスリン様成長因子をつくるように組織を刺激する。インスリン様成長因子は体の成長を促し、代謝を調整する。

甲状腺刺激ホルモン（向甲状腺ホルモン）は、甲状腺のホルモン分泌をコントロールする。

卵胞刺激ホルモンは、女性の場合、卵胞の成長を促し、卵巣にはたらきかけてエストロゲンを分泌させる。男性の場合、卵胞刺激ホルモンは精子の生成を促す。

黄体形成ホルモンは、女性の場合、卵巣を刺激してエストロゲンとプロゲステロンの合成を促し、黄体の形成も促進する。男性の場合、黄体形成ホルモンは精巣の間質細胞を刺激してテストステロンの合成を促す。

乳腺刺激ホルモン（プロラクチン）は、母乳分泌に向けて乳房の準備を整える。

副腎皮質刺激ホルモンは、副腎皮質からの糖質コルチコイドの分泌を促す。

メラニン細胞刺激ホルモンは、下垂体の前葉と後葉のあいだの中間葉でつくられる。ヒトでの役割は明確ではないけれども、皮膚の色を濃くする。

下垂体後葉とそのホルモン

下垂体後葉（神経性下垂体）は、胚の視床下部にある突起部からできていて、
脳内のニューロン群と軸索でつながっている。

下垂体後葉の構造

下垂体後葉は、神経が起源であることから、神経性下垂体とも呼ばれる。下垂体後葉ではホルモンをつくっていないけれども、視床下部から伸びているニューロンの軸索の末端からホルモンが分泌される。

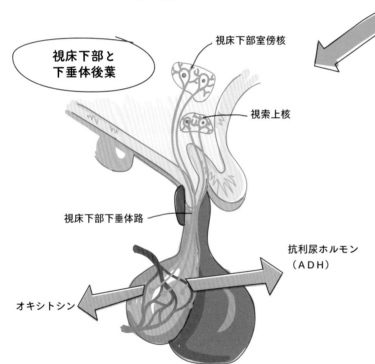

視床下部と下垂体後葉

視床下部室傍核

視索上核

視床下部下垂体路

抗利尿ホルモン（ADH）

オキシトシン

視床下部から下垂体後葉への神経経路は、**視床下部下垂体路**と呼ばれている。これは、視床下部の視索上核と室傍核から下垂体後葉に伸びた軸索を含む。この軸索はホルモンを血流に分泌する。

下垂体後葉ホルモンの機能

オキシトシンは、妊婦と授乳中の女性に影響をおよぼす。

・出産時には、子宮平滑筋の収縮を促す
・乳腺から乳が出るよう促す（催乳反射）

妊娠中ではない女性と男性の場合、オキシトシンによってカップルの絆が強まったり、幼い子への愛情が深まったりする。

抗利尿ホルモン（ADH、バソプレシンともいう）は腎臓を刺激して糸球体濾液から血液への水分の再吸収を促す。そうすることで水分が体内に保持される。抗利尿ホルモンが（たとえば下垂体の損傷によって）欠乏すると、尿量は1日20リットルまで増加する。

甲状腺と副甲状腺

甲状腺は、気管軟骨あたりの頸部下部にある2葉の器官だ。正中の甲状腺峡部が2葉をつないでいる。

甲状腺細胞

甲状腺の大半は甲状腺濾胞からなる。濾胞細胞は濾胞壁の大半を占め、下垂体前葉から分泌される甲状腺刺激ホルモンでコントロールされている。各濾胞のなかには**コロイド**（サイログロブリン）というタンパク質が詰まっている。

傍濾胞細胞（C細胞ともいう）は、濾胞のあいだにあったり、濾胞壁に埋めこまれたりしている。傍濾胞細胞は、血中のカルシウム濃度が高まると、それに反応してカルシトニンというホルモンを分泌する。

カルシトニンは破骨細胞による骨の再吸収を阻害して、骨へのカルシウムとリン酸塩の取りこみを促す。

甲状腺と
副甲状腺の位置

副甲状腺　　　　甲状腺

甲状腺と
副甲状腺の細胞

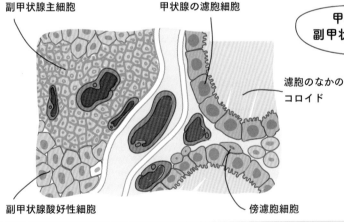

副甲状腺主細胞　　　　甲状腺の濾胞細胞

濾胞のなかの
コロイド

副甲状腺酸好性細胞　　　　傍濾胞細胞

副甲状腺

副甲状腺は、甲状腺の後面に埋めこまれたエンドウ豆大の4つの腺で、副甲状腺ホルモンを合成する**主細胞**と、役割が明らかになっていない**酸好性細胞**という2種類の細胞がある。

副甲状腺ホルモンは、血中のカルシウム濃度とマグネシウム濃度を上げ、血中リン酸濃度を低下させる。また、破骨細胞による骨の再吸収と腎臓によるカルシウムの再吸収を高める。

甲状腺ホルモンの機能

濾胞細胞は、甲状腺刺激ホルモンの影響下で、ヨウ素を含む2種類の甲状腺ホルモンをつくる。**サイロキシン**（テトラヨードサイロニン、T4）は4つのヨウ素原子をもつ。**トリヨードサイロニン**（T3）は3つのヨウ素原子をもつ。どちらのホルモンも以下の調節を行なう。
・細胞による酸素消費と基礎代謝率
・細胞の代謝
・成長と発達

膵臓内分泌腺

膵臓内分泌腺は100万～200万のランゲルハンス島からなる。ランゲルハンス島は細胞が寄りあつまった球状の塊で、膵臓外分泌腺内に埋めこまれている。

ランゲルハンス島の構造

ランゲルハンス島（膵島ともいう）は、球状になった細胞の塊で、膵島腺房門脈系によって周囲の膵臓外分泌腺とつながっている。このつながりがあるからこそ、膵島ホルモンによる膵臓外分泌機能をコントロールできるのだ。ホルモンを分泌する細胞として知られているのはアルファ細胞、ベータ細胞、デルタ細胞、F細胞（PP細胞）の４種類だ。

アルファ細胞は膵島細胞の約15％を占め、膵島の縁に位置する

膵臓外分泌組織

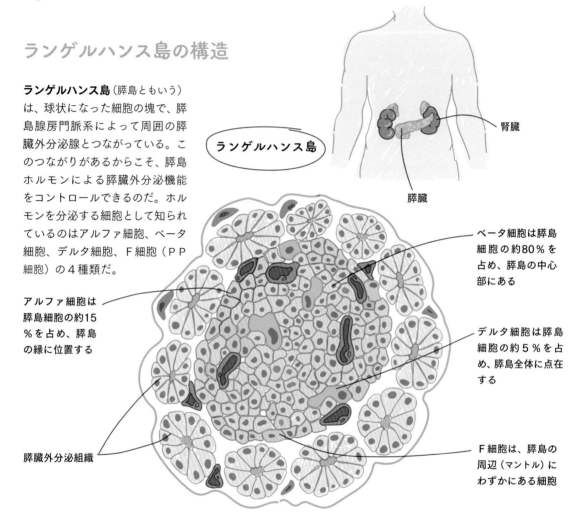

ランゲルハンス島

腎臓

膵臓

ベータ細胞は膵島細胞の約80％を占め、膵島の中心部にある

デルタ細胞は膵島細胞の約５％を占め、膵島全体に点在する

F細胞は、膵島の周辺（マントル）にわずかにある細胞

アルファ細胞は、低血糖に反応してグルカゴンを分泌する。グルカゴンは、肝臓グリコーゲンをグルコースに分解する速度を高め、肝臓でのグルコース合成（糖新生）を促すことで、血糖を高める。

ベータ細胞は、高血糖に反応してインスリンを分泌する。インスリンは、細胞によるブドウ糖（グルコース）の取りこみを速めて、肝臓内でのグルコースからグリコーゲンへの変換を促すとともに、肝臓によるグルコース合成も抑えて、血糖を低下させる。

デルタ細胞は、ガストリンとソマトスタチンをつくる。ガストリンは、胃酸を刺激する。ソマトスタチンはインスリンとグルカゴンの分泌を阻害して、消化管内の栄養分の吸収を遅らせる。

F細胞は、膵ポリペプチドをつくる。このホルモンは、周囲の膵臓外分泌腺に直接はたらきかけて、酵素の分泌を阻害する。また、胆嚢収縮とデルタ細胞によるソマトスタチン分泌を阻害する。

副腎皮質と副腎髄質

副腎（腎上体ともいう）は後腹壁にあり、各腎臓の上極に乗っかるようにして存在する。各副腎は外側の皮質と内側の髄質からなる。

副腎皮質と副腎髄質は、胚の起源が異なる。**副腎皮質**は後腹壁に由来する。いっぽう**副腎髄質**は神経堤（神経板の真ん中が溝のようにくぼみ、両端が丸まって管状になるとき〔80ページを参照〕溝の両縁にある細胞群）に由来する。

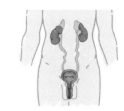

副腎皮質の構造

副腎皮質は3層からなる。

球状帯：いちばん外側の層で、球状やアーチ状の細胞が寄りあつまっている。被膜のすぐ下にあって、皮質の10％〜15％を占める。

束状帯：長いまっすぐな帯状につらなった細胞の集まりからなる中間の層。皮質の75％を占める。

網状帯：細胞が枝状につながったいちばん内側の層。皮質の5％〜10％を占める。

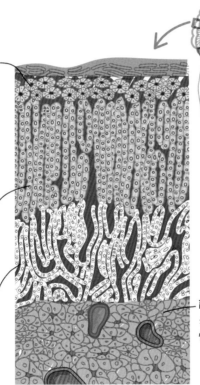

副腎髄質のクロム親和性細胞

副腎皮質がつくるホルモンには、以下のようなものがある。

- **ミネラル（鉱質）コルチコイド**（アルドステロンなど）は、球状帯でつくられる。アルドステロンは、腎臓がナトリウムを貯留し、カリウムと水素イオンを分泌するよう促す。

- **グルコ（糖質）コルチコイド**（おもにコルチゾール）は、下垂体前葉から分泌される副腎皮質刺激ホルモンの刺激によって、束状帯でつくられる。コルチゾールは肝臓にグルコースをつくるよう促すだけでなく、細胞性免疫と液性免疫を抑制して、炎症を抑える効果がある。

- **アンドロゲン**（男性ホルモン）は、網状帯でつくられる。おもなホルモンは、デヒドロエピアンドロステロン（ＤＨＥＡ）とアンドロステンジオンだ。どちらもテストステロン、またはエストロゲンに変換され、思春期に男性だけでなく女性の陰毛の発育などを促す。

副腎髄質のホルモン

副腎髄質には**クロム親和性細胞**がある。この細胞は交感神経細胞と同じ起源である。

クロム親和性細胞は、エピネフリン（アドレナリンともいう）とノルエピネフリン（ノルアドレナリンともいう）とドーパミンというカテコールアミン類をつくる。カテコールアミン類は交感神経が刺激されたあと、血流に分泌されることで、骨格筋への血流を高め、心拍数と心収縮力を増やす。

性腺と生殖ホルモン

性腺はステロイドホルモンをつくる。ステロイドホルモンは性機能を調整するだけでなく、第二次性徴も生じさせる。

思春期の発育

ヒトは、霊長類としては珍しく、性成熟期近くに青年期の成長スパートがある。この成長スパートによって、四肢の長骨の成長が促され、身長が急速に伸びる。この成長スパートは、成長ホルモン、甲状腺ホルモン、性ホルモンによってコントロールされる。ほかの霊長類の成長期は、もっとゆるやかだ。ヒトに特有のこの成長スパートは、直立歩行するために急速に手足の骨を長くする必要があることと関係しているのかもしれない。

女性の生殖周期

女性は生殖が可能な期間中、周期的なホルモンの変動による、卵巣と子宮の変化を経験する。1サイクル約28日で、二次卵母細胞を放出する準備が行なわれ、胚の着床に備えて子宮内膜が整えられる。

1サイクルは、3つのステージに分かれている。各ステージには、卵巣周期と子宮周期（月経周期ともいう）でそれぞれ名前がある（表参照。卵胞成長のステージは171〜172ページ参照）。

月経期には、子宮上皮と経血の排出がある。

子宮内膜増殖期には、子宮内膜の腺と血管が発達し、内膜の厚さが倍になる。

	卵巣周期	子宮周期（月経周期）
1〜5日目	卵胞期	月経期
6〜14日目	卵胞期	子宮内膜増殖期
14日目	排卵	—
15〜28日目	黄体期	子宮内膜分泌期

子宮内膜分泌期には、胚着床の準備を整えて、子宮内膜腺がグリコーゲンの分泌を開始する。

視床下部から分泌されるゴナドトロピン放出ホルモンは、女性の生殖周期をコントロールする。このホルモンは、下垂体前葉を刺激して卵胞刺激ホルモン（FSH）と黄体形成ホルモン（LH）を分泌させる。

卵胞刺激ホルモンは、卵巣にある卵胞の成長を開始させ、成長中の卵胞がエストロゲンの分泌を開始するよう促す。黄体形成ホルモンは、卵胞のさらなる成長とエストロゲン分泌を促す。また黄体形成ホルモンは、サイクル半ば（14日目）に排卵を誘発して、黄体の形成も促す。黄体はエストロゲン、プロゲステロン、リラキシンとインヒビンを分泌する。

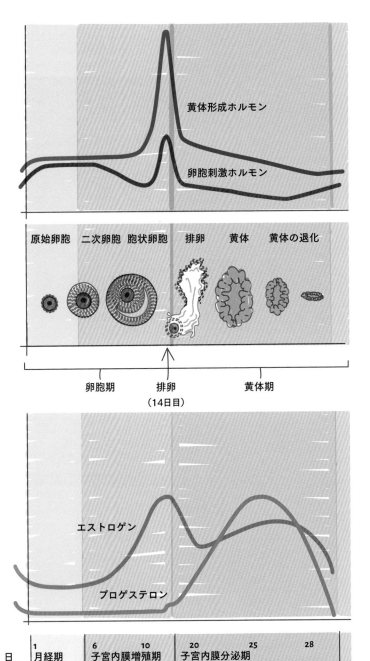

月経周期に伴って、下垂体ホルモン（卵胞刺激ホルモンと黄体形成ホルモン）と卵巣ホルモン（エストロゲンとプロゲステロン）、卵胞成長、子宮内膜の構造と機能に周期的な変化がある。

第二次性徴

思春期は、第二次性徴が発現しはじめる期間で、視床下部のゴナドトロピン放出ホルモンが、睡眠時に卵胞刺激ホルモンと黄体形成ホルモンをパルス状に発生させることによって引きおこされる。

第二次性徴はアンドロゲンとエストロゲンによって促され、男性は声帯靭帯が長くなって声が低くなり、筋量が増し、髭、腋毛、陰毛が生え、陰茎が伸び、精巣が成長する。

女性は、乳房や大腿、臀部に脂肪が蓄積され、腋毛と陰毛が生え、初経（初潮）が起こる。

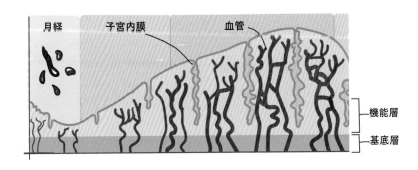

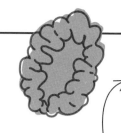

✓ まとめ

フィードバック制御系

内分泌系は、負のフィードバック回路で調整される。

内分泌腺の刺激

内分泌腺は、体液性の刺激、神経による刺激とホルモンによる刺激を受ける。

女性の生殖周期

視床下部から分泌されるゴナドトロピン放出ホルモンは、女性の生殖周期をコントロールする。

性腺と生殖ホルモン

内分泌腺

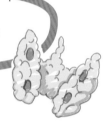

思春期（性的成熟）

性的成熟は、睡眠時に、卵胞刺激ホルモンと黄体形成ホルモンをパルス発生させる視床下部のゴナドトロピン放出ホルモンによって引きおこされる。

内分泌系

下垂体前葉ホルモン

下垂体前葉ホルモンには、成長ホルモン、甲状腺刺激ホルモン、卵胞刺激ホルモン、黄体形成ホルモン、副腎皮質刺激ホルモンがある。

下垂体前葉の細胞の種類

塩基好性細胞、酸好性細胞、色素嫌性細胞。

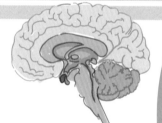

下垂体前葉とそのホルモン

視床下部によるコントロール

視床下部から分泌される刺激ホルモンや刺激抑制ホルモンが下垂体前葉の働きを調節している。

下垂体の位置

蝶形骨の下垂体窩にある。

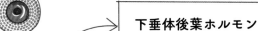

思春期の成長

ヒトは、性成熟期間の前後に青年期の成長スパートがある。

下垂体後葉ホルモン

軸索は、オキシトシンと抗利尿ホルモン（バソプレシン）を分泌する。

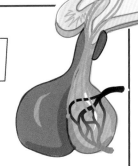

下垂体後葉とそのホルモン

下垂体後葉

神経性下垂体ともいう。

甲状腺

甲状腺濾胞が大半を占める。

副甲状腺

甲状腺後面に埋めこまれたエンドウ豆大の4つの腺。

甲状腺と副甲状腺

アルファ細胞とベータ細胞

アルファ細胞はグルカゴンを分泌する。ベータ細胞はインスリンを分泌する。

膵臓内分泌腺

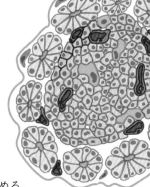

デルタ細胞とF細胞（PP細胞）

デルタ細胞はガストリンとソマトスタチンをつくる。F細胞は膵ポリペプチドをつくる。

ランゲルハンス（膵）島の構造

膵臓休積の1％〜2％を占める。

副腎皮質のホルモン

ミネラルコルチコイド、グルココルチコイド、アンドロゲン。

副腎皮質と副腎髄質

副腎皮質の構造

球状帯、束状帯、網状帯の3層からなる。

副腎髄質のホルモン

クロム親和性細胞（交感神経細胞から由来した細胞）がカテコールアミン類をつくる。

索　引

あ

Rh因子　122
足　55, 61, 73-4, 118
足指　55, 61
アブミ骨　98
アミノ酸　24
アルファ細胞　182, 187
アルブミン　122
鞍関節　59

い

胃　23, 149, 154
痛み　40-1, 48, 79, 82
一次運動野　83
一次視覚野　83, 97
一次臭覚野　102
一次体性感覚野　82
一次聴覚野　83
一次卵胞　172
陰核　165
陰茎　25, 165, 167, 175
咽頭　21, 23, 65, 75
陰嚢　165, 168
陰部神経　95

う

ヴェサリウス、アンドレアス　7
ウェルニッケ野　82-3
腕　38, 46-7, 52, 61, 63, 68-71, 74, 116, 125
　　　→「上肢」も参照
運動　83, 104
運動ニューロン　78-9

え

会陰　173-4
腋窩神経　92-3, 105
腋窩動脈／静脈　116
エストロゲン　164, 171-2, 176, 183-5
ABO式の血液型　122
F細胞　182, 187
エラスチン　31, 41
円回内筋　70
嚥下　140, 144
塩酸による消化　149
遠心性　78

延髄　14, 80-1, 84-5
円柱細胞　31

お

横隔膜　20-1, 66, 75
黄体　172
黄体形成ホルモン　179, 184-5
横紋筋　12
オキシトシン　173, 180
温度調節　136

か

顆　55
回外　46
外眼筋　65, 75
外眼筋神経　90
外耳　98, 104
外舌筋　65
回旋筋腱板の筋　69
外側溝　82-3
外側膝状体　97
外側壁　139
回腸　150-1
外転　46-7, 53, 55, 59, 68, 70
外分泌腺　146, 176
解剖学的正位　36-7, 43
解剖学的な断面　36, 43
解剖学的な方向　37, 43
海綿骨　49
下顎骨　50-1, 56
蝸牛　99
核　32, 42, 77
顎関節　51
角質層　40
角膜　96
核膜　32, 34
下肢　38, 45, 54-5, 61, 72-3, 94-5, 105
　　　血管　117-8, 124
　　　神経　94-5, 105
下肢帯　45, 54, 57, 61
顆状関節　59
下垂体　27, 120, 172-3, 177-81, 183-7
下垂体茎　178
下垂体後葉　173, 177, 180, 187

下垂体前葉　27, 120, 172, 177-9, 181, 183-4, 186
下垂体門脈系　120, 179
ガス交換　20, 136, 143, 145
下腿　61, 72-4, 117-8
　　　→「下肢」「大腿」も参照
肩関節　11, 46-7, 52, 68-9
顎下腺　148, 155
活動電位　77
滑膜性関節　11, 58-9, 61
カテコールアミン　110, 183
カルシトニン　181
ガレノス　7
癌　35, 48, 130
眼窩　51
感覚、知覚　17, 29, 39-41, 50-1, 76-105
寛骨臼　54-5
間質（ライディッヒ）細胞　168
間質部　170
関節　10-1, 28, 44-61
肝臓　9, 22, 114, 146, 152-3, 155
環椎　16
間脳　80-1
顔面筋　64, 75
顔面神経　91, 101, 105
肝門脈　114, 152
肝門脈系　114, 120
肝類洞　152

き

記憶　83
機械的（物理的）消化　149
器官　8
気管　20, 137, 141, 145
気管支　20, 137, 141, 145
基底層　40
基底膜　99
キヌタ骨　98
嗅覚　17, 21, 83, 102-4
球関節、臼関節　11, 55, 59
嗅球　81, 90, 102-3
球形嚢　99
吸収　22, 147
嗅上皮　102-4, 138, 144
嗅神経　90, 103, 105
求心性　78

橋　80-1, 84-5
胸管　26, 129, 134
凝固　19, 122
胸骨　45, 51-2, 60
胸鎖関節　52
胸鎖乳突筋　66
胸腺　26, 132, 134
胸膜　142, 145
強膜　96
距腿関節　55
筋　28, 58, 85
　　　筋系　12-3, 28, 62-75
　　　筋線維　12
　　　腱　63, 74
　　　喉頭筋　140, 144
　　　呼吸筋　21
　　　心筋　12, 110-1, 124
　　　梃子　63, 74
　　　腹壁の―　13, 67, 75
筋局在性　83
筋原繊維　12
筋層　169
筋束　12

く

空腸　150
口　20-1, 23
屈曲　46, 53, 59, 68-70
屈筋　66-71, 73-4
クモ膜下腔　87
グラーフ卵胞　172
グリア細胞　14, 16
グルコ（糖質）コルチコイド　183
グロブリン　122
クロム親和性細胞　183

け

脛骨　55-6, 61
脛骨神経　95
頚髄　16
頚動脈　113, 115
頚部　16, 51, 90-1, 105
　　　血管　115, 125
　　　神経　90-1, 105
血液　18-9, 106-7
　　　ガス交換　20
　　　機能と成分　121-3, 125

凝固　19, 108, 121-2

　　血液型　122, 124

　　腎臓　24

　　タンパク質　122

血液型　122, 124

血管　14, 28, 106-8, 113-5, 117-8, 124-5

　　→「静脈」「動脈」「毛細血管」も参照

血球　120-2

　　赤血球　9, 120-5, 130-1

　　白血球　19, 121-4, 130-1, 135

　　免疫　130-1, 135

月経周期　184-6

結合組織　31

血漿　19, 121, 156, 158

楔状束　88

血小板　19, 122-3, 125, 133

結腸　151

ケラチノサイト　40

ケラチン　39, 40

腱　12-3, 31, 63, 74

言語　82, 104

肩甲骨　52, 68-9

原始卵胞　171-2

減数分裂　34-5, 42, 171

　　→「有糸分裂」も参照

こ

好塩基球　19, 123, 131

甲介　139

口蓋　65, 75, 102

後角　79, 86

交感神経系　17, 79

咬筋　13

口腔　→「口」を参照

後細動脈　119

後索　88

甲状腺　181, 187

甲状腺刺激ホルモン　179, 181

抗体　19, 127-8, 130

喉頭　21, 137, 140, 144

喉頭蓋　140

後脳　80-1

肛門　23, 151, 155

抗利尿ホルモン　180

口輪筋　13

股関節　11, 46-7, 54

呼吸　20-1, 67, 84-5, 141

呼吸器系　20-1, 29, 136-45

骨化　11, 48

骨格筋　12-3, 63

骨格系　10-1, 28, 44-61

骨芽細胞　48-9

骨細胞　48

骨髄　26, 122-3, 131

骨折　63, 93

骨端軟骨板　49, 57

骨盤底筋　67, 75

骨膜　48-9

骨梁　49

ゴナドトロピン放出ホルモン　184

コラーゲン　10, 31, 41

ゴルジ体　32, 43

さ

細動脈　107-8, 120, 122, 152

細胞　8, 30-43

　　構造　32-3, 42-3

　　神経系　14-5

　　骨　48, 60

細胞骨格　33, 42

細胞質　32-3

細胞内小器官（オルガネラ）　32

細胞分裂　30, 32, 34-5, 42, 49

　　→「減数分裂」「有糸分裂」も参照

細胞膜　32, 42

サイロキシン　181

鎖骨　52

鎖骨下静脈　112, 115, 129

鎖骨下動脈　113, 115-6

坐骨神経　14, 94-5, 105

酸塩基バランス　20-1

三角筋　13, 68

酸好性細胞　178, 181

三叉神経　90, 105

産道　170, 173-4

し

視覚　17, 83, 96-7, 105

視覚野　83, 97, 105

耳下腺　148, 154

耳管　98

色素嫌性細胞　178

子宮　25, 169-70, 173, 175, 180, 184

子宮外膜　169

糸球体濾液　158-9, 180

子宮底部　169

子宮内膜　169, 184-5

軸骨格　44-5, 50-1, 60

軸索　15, 77, 97

軸椎　16

止血　122-3

耳垢　98

視索　97

思春期　49, 183-7

思春期の発育　184

視床下部　27, 80, 101, 178-9, 184, 186

視床下部下垂体路　180

視神経　90, 96-7, 105

視神経円板　96-7

指節間関節　53

指節骨　53

自然免疫　130-1, 135

舌　51, 65, 75, 100-1

膝窩動脈　117

シナプス　77

斜角筋　66

視野局在　83, 97

車軸関節　59

尺骨　52, 61, 69, 116

尺骨神経　92-3, 105

終期　34

十字縫合　50

十二指腸　149-50, 153

終脳　80-1

周波数局在性　83

絨毛　120, 150

手根部　53

主細胞　181

種子骨　10-1, 55

手掌　→「手のひら」を参照

樹状細胞　40, 132

樹状突起　15, 77

受精　164

出生　173, 175

シュワン細胞　15, 77

循環器系　18-9, 28, 106-25

小陰唇　170

上咽頭　137-8

上顎骨　50-1

消化管　22-3, 29, 31, 113, 146-7, 154

消化器系　9, 22-3, 29, 146-55

上肢　38, 45-6, 52-3, 61, 68-9, 92-3, 105

　　血管　116, 124

　　神経　92-3, 105

小指球筋　70

上肢帯　52, 61

小神経膠細胞（ミクログリア）　15

小腸　22, 150, 155

小脳　81, 84-5, 99, 104

小脳脚　85

上皮　31, 40, 97, 100, 102–3

小伏在静脈　118

小胞体　32-3, 42, 77

静脈　16, 18, 106-8, 110, 112-8, 124-5

上腕筋　13

上腕骨　52, 61, 68-9, 93

上腕三頭筋　63, 69, 92

上腕動脈／静脈　116

上腕二頭筋　13, 63, 69, 92

食道　9, 22, 65, 147, 149, 154

触覚　17, 39-41, 82

自律神経系　17, 79, 104, 110

伸筋　71

心筋　12, 110-1, 124

神経　90-1, 105

　　下肢　94-5, 105

　　頭頸部　90-1, 105

　　上肢　92-3, 105

　　脳神経　84, 90-1, 104

神経筋接合部　12

神経系　14-7, 29, 76-105

神経節　17

神経伝達物質　85

神経分泌細胞　179

心室　18, 107, 109-11, 113, 115

心周期　109, 124

心臓　9, 18-9, 106-11, 124

　　構造　110-1, 124

　　心筋　12, 110-1, 124

　　心周期　109, 124

　　心拍　18

　　弁　110, 124

腎臓　24, 29, 156-9, 162, 180

心臓弁　110, 124

靭帯　11, 31, 56, 58

靭帯結合　56

伸展　46, 53, 59, 68-9

腎動脈　113

真皮　39, 41, 43

心房　109-12

す

随意筋　12-3, 62

膵管　150, 153

髄質

　　胸腺　132

　　副腎　27, 183, 187

　　卵巣　171

　　リンパ節　128

水晶体　96
膵臓　23, 146, 152-3, 155, 182, 187
膵臓外分泌腺　152-3, 155
膵臓内分泌腺　182, 187
髄脳　80
髄膜　14, 87
ステロイドホルモン　176, 184-5

せ

精管（輸精管）　25, 166, 174
精細管　166, 168
精子　25, 166-8, 170, 174-5
精子形成　168, 174-5
星状膠細胞　15
生殖器系　25, 29, 164-75
性染色体　165
性腺動脈　113
精巣　25, 35, 164-6, 168, 174-5
精巣上体　25, 166, 174
声帯ヒダ　140, 144
正中神経　92-3, 105
成長
　　思春期の発育　184
　　骨の　49, 60
成長ホルモン　179
精嚢　167
脊髄　14, 16, 80-1, 85-9
脊髄円錐　87
脊髄視床路　88
脊髄小脳路　88
脊髄神経　87
脊柱　45, 51, 60, 66
舌咽神経　91, 101
舌下神経　91
舌下腺　148, 154
赤血球　19, 121-5
赤血球形成　123
舌骨　51
摂取　22, 147
線維芽細胞　41
線維性関節　56, 60
線維軟骨結合　57
前角　86
前鋸筋　68
仙骨　45
仙骨神経叢　95
染色体　34, 165
仙腸関節　54
前庭　138

前庭器　99
前庭脊髄路　89
蠕動　79, 147
前頭前野　83
前脳　80–3
線毛　21, 31
前立腺　167

そ

臓性運動ニューロン　79
総胆管　150, 152
総腸骨静脈　114, 118
総腸骨動脈　113, 117
咀嚼　64, 75

た

大陰唇　173
体液性免疫　130
体幹の筋　62, 66-7, 75
大胸筋　13, 68
胎児　173
体循環　19, 28, 107, 124, 127
大静脈　112-6
体性神経系　79, 104
大腿　10, 38, 46-7, 49, 55, 61, 67, 72, 74, 117-8
大腿骨　10-1, 49, 55, 61
大腿四頭筋　13
大腿神経　94, 105
大腿動脈と大腿静脈　117-8
大腸　22, 150-1, 155
大臀筋　13
大動脈　110, 113, 115, 117, 125
大動脈弓　113, 115, 149
第二次性徴　164, 171, 185
大脳　81
大脳皮質　80-2
大脳皮質領域　82-3, 104
胎盤　173
体部位局在　82
大腰筋　67
唾液腺　23, 146, 148, 154
多列線毛円柱上皮　31
単球　123, 131, 135
短骨　11
男性ホルモン　168, 183, 185
胆道系　153, 155
胆嚢　22, 150, 152-3, 155
胆嚢管　153
タンパク質　19, 32, 122

ち

知覚　→「感覚」を参照
知覚ニューロン　78-9
恥丘　173
恥骨結合　54
腟　25, 169-70, 174
緻密質　49
中耳　98
中手筋群　71
中手骨　53
中心小体　33
中枢神経系　16-7, 29, 76-9, 81
中足骨　55
中脳　80-1, 97
聴覚　17, 83, 98-9, 104
腸管神経系　17, 79
腸間膜動脈　113
長骨　10-1, 45, 48-9, 57, 60, 122, 184
腸骨筋　67
蝶番関節　52-3, 58, 71
直腸　23
直腸膨大部　151

つ・て

椎骨　16, 51, 57
ツチ骨　98
爪　39
手　52-3, 70-1, 74, 116, 125
　　手のひら　36-7, 40, 52-3, 61, 116
DNA（デオキシリボ核酸）　32
T細胞　130-2
釘植関節　56
適応免疫　130-1, 135
手首　46-7, 53, 61, 70-1, 93
梃子　63, 74
テストステロン　164, 183
デルタ細胞　182, 187
臀筋　72, 74
臀神経　95
臀部　72, 94-5, 105, 117-8

と

島　83
頭蓋骨　10, 16, 45, 50-1, 56, 60
動眼神経　90
統合ニューロン　78
橈骨　52, 61
橈骨神経　92-3, 105
橈骨動脈／静脈　116

頭部　64, 75, 90-1
　　筋　64-5, 75
　　血管　115, 125
　　神経　90-1, 105
動物学からの用語　38
動脈　18, 106-8, 110, 112-7, 124-5
洞様毛細血管　120
トリヨードサイロニン　181

な

内耳　98-9, 104
内耳神経　91, 99, 105
内舌筋　65
内旋　69
内転　46-7, 53, 59, 68
内分泌系　27-8, 176-87
ナチュラルキラー細胞　131
軟骨　11, 31, 48-9, 140
軟骨結合　57
軟骨性関節　57, 60
軟膜　87

に・ね

二次卵胞　172
乳腺　25, 180
乳腺刺激ホルモン　179
乳頭　101, 148, 150, 153
乳糜　129
乳糜管　129, 134
ニューロン　14-7, 30-1, 77-81, 84-6, 99, 103
　　機能　78-9, 104
　　構造　77, 104
尿管　24, 156, 158, 160-1, 163, 171
尿生殖隔膜　161
尿道　24, 156, 160-1, 163, 167
尿道球腺　167
妊娠　54, 57, 67, 81, 171-2, 180
粘膜　21, 133, 138-40, 148, 150

の

脳　14, 80-5
　　構造と機能　80-1, 104
　　大脳皮質領域　82-3, 104
脳回　81-2
脳幹　80, 84-5, 104
脳溝　81-2
脳室　15, 120
脳神経　84, 90-1, 104

は

胚　164
肺　19-21, 107, 136-7, 141-3, 145
配偶子　164-5
肺サーファクタント　143, 145
肺循環　19, 28, 107, 124, 136
排泄　22, 147
背側　38
肺動脈幹　112, 125
排便　→「排泄」を参照
肺胞　20-1, 137, 142-3, 145
白質　85-6
薄束　88
剥離骨折　63
破骨細胞　48
白血球　19, 121-4, 130-1, 135
発生　25, 27, 171
　　生殖器系　165
　　脳　80
　　肺胞の発達　143, 145
鼻の構造　138, 144
ハバース系　49
馬尾　87
半規管　99
判断　83

ひ

鼻腔　21, 51, 102, 137-9, 144
腓骨　55-6
腓骨神経　95
B細胞　130
脾索　133
膝関節　46, 59
肘関節　13, 46, 69, 71
皮質脊髄路　89
微小管　33
脾臓　26, 132-4
尾側　38
ヒダ　149, 151
ヒドロキシアパタイト　10, 28
泌尿器系　24, 29, 156-63
皮膚　30-43, 64
肥満細胞　41
表皮　39-40, 43
披裂軟骨　140

ふ

ファローピウス管（卵管）　25, 169-71, 173, 175
フィードバック制御　177, 186
フィブリノーゲン　122
フォルクマン管　49

腹腔動脈　113
副交感神経系　17, 79
副甲状腺　181, 187
副甲状腺ホルモン　181
副腎（腎上体）　183
副神経　91
副腎髄質　27, 183, 187
副腎皮質　27, 183, 187
副腎皮質刺激ホルモン　179
副膵管　150, 153
副性腺　25, 164, 166-7, 175
腹側　38
副鼻腔　139, 144
腹壁　13, 67, 75
腹壁の筋　13, 67, 75
腹膜垂　151
不随意筋　12
付属肢骨格　44-5
ブローカ野　82
プロゲステロン　164, 171-2, 176, 184-5
分化　30-1
吻側　38
噴門括約筋　149

へ

平滑筋　12
閉経　172, 174
平衡覚　99
閉鎖神経　94, 105
平面関節　58
ベータ細胞　182, 187
ペプチドホルモン　176
ヘモグロビン　122
ペルオキシソーム　32, 42
扁桃　132-4
扁桃輪　133
扁平骨　11

ほ

方形回内筋　71
膀胱　24, 156, 160-1, 163
縫工筋　13
膀胱三角　161
縫線核脊髄路　89
傍濾胞細胞　181
ボーマン腺　103
ボーマン嚢　158-9
骨　10-1, 28, 44-61
　　腱　63, 74
　　構造　48-9, 60
　　発達　48, 60
ホメオスタシス　9

ホルモン　25, 27, 110, 164, 176, 178-87

ま・み

マクロファージ　21, 41, 126, 130-3, 135, 143
末梢神経系　14-7, 29, 76-9
ミエリン鞘　15, 77
味覚　17, 51, 83, 100-1, 104
ミトコンドリア　33, 43
ミネラル（鉱質）コルチコイド　183
耳　51, 91, 98-9, 104
味蕾　100-1, 104

め

眼　51, 65, 75, 78, 90, 96-7, 105
迷走神経　91, 101, 105
メッセンジャーRNA（mRNA）　32
メラニン　40
メラニン細胞　40
メラニン細胞刺激ホルモン　179
免疫グロブリン　19, 122
免疫系　26, 28, 126-35, 146

も

毛細血管　18, 106-8, 119-20, 124-5, 127
毛髪　39
網膜　96-7, 105
網様体　84
毛様体小帯　96
網様体脊髄路　89

ゆ・よ

有棘層　40
有糸分裂　34-5, 42
有窓性毛細血管　120
幽門管　149
指、手の　53, 61, 70-1, 92-3
腰神経叢　94
腰方形筋　67

ら

ラムダ縫合　50
卵管　→「ファローピウス管」を参照
卵管峡部　169-70
卵管漏斗　170

卵形嚢　99
ランゲルハンス島　182, 187
卵子　25, 165, 170-1
卵子形成　171, 175
卵巣　35, 164-5, 169, 171-2, 174-5, 184
卵巣提索　169
卵胞　171-2
卵胞細胞　171-2
卵胞刺激ホルモン　179, 184-5

り

リソソーム　33, 42
リボソーム　31-2, 42
リボソームRNA（rRNA）　32
菱脳唇　81
輪状甲状関節　140
リンパ
　　―液　126-9
　　―管　26, 126-9, 134
　　―節　26, 40, 126-9, 134
　　―の流れ　128, 134
リンパ球　41, 123, 126, 131, 135
リンパ系　26, 126-35
リンパ小節　22, 128

る・れ・ろ

類骨　48
レチクリン　31, 41
連続性毛細血管　120
肋間筋　66, 75
肋骨　45, 51, 60, 66-7, 75

わ

腕神経叢　92-3
腕橈骨筋　71
腕頭静脈　112, 115
腕頭動脈　113, 115

著者 **ケン・アシュウェル** Professor Ken Ashwell

B. Med. Sc.、M.B.、B.S.、Ph.D.。オーストラリア・ニューサウスウェールズ大学教授として医学部、理学部の学生に解剖学を教えている。主要な研究テーマは脳の発達。科学雑誌への寄稿や人体解剖学、脳構造に関する著書などの執筆活動も行っている。

訳者 **野田泰子**（のだ・やすこ）

自治医科大学医学部解剖学講座解剖学部門教授。医学博士。東京大学医学部卒業。東邦大学医学部小児科、国立精神・神経センター小児神経科を経て、東京大学大学院医学系研究科細胞生物学解剖学大講座助手、講師の後、同研究科分子構造・動態学講座特任准教授。2009年より現職。マクロ解剖学、神経解剖学、発生学を担当。著書に『からだと病気のしくみ図鑑』（監修、法研）や『どうなってるの？ 人のからだ図鑑』（監訳、主婦の友社）、『知のビジュアル大百科 人体』（監訳、すばる舎）などがある。

監訳者 **久保美代子**（くぼ・みよこ）

滋賀在住の翻訳家。大阪外国語大学卒業。おもな訳書に、ロザリー『ベン・ロザリーが描く 最恐で危険な動物たち』、レンツ『人体、なんでそうなった』、バレステロス『スーツケース』（以上、化学同人）、ホフマン『感情をデザインする ナイキで学んだマーケティング』、デイヴィス『シルクロード』（以上、早川書房）、ラッタンシ『14歳から考えたいレイシズム』（すばる舎）などがある。

「科学のキホン」シリーズ④
イラストでわかるやさしい解剖学

2023年12月20日　第1版第1刷発行

著　者　　ケン・アシュウェル
監訳者　　野田泰子
訳　者　　久保美代子
発行者　　矢部敬一
発行所　　株式会社 創元社
　　　　　https://www.sogensha.co.jp/
　　　　　本　　社　〒541-0047　大阪市中央区淡路町4-3-6
　　　　　TEL 06-6231-9010（代）　FAX 06-6233-3111
　　　　　東京支店　〒101-0051　東京都千代田区神田神保町1-2 田辺ビル
　　　　　TEL 03-6811-0662

装丁組版　文図案室
印刷所　　図書印刷株式会社

Japanese translation ©2023 NODA Yasuko and KUBO Miyoko, Printed in Japan
ISBN978-4-422- 40078-5 C0347
〈検印廃止〉落丁・乱丁はお取替えいたします